AF475967

Les

Luxations compliquées du pied

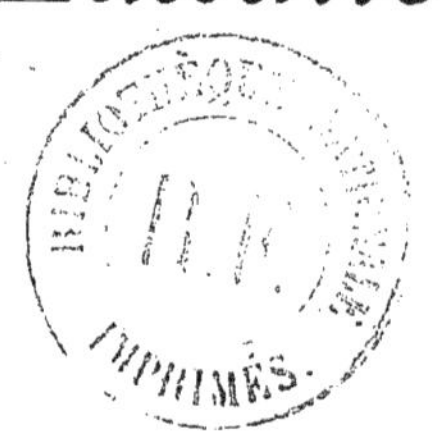

PAR

LE Dr J. de TERSANNES

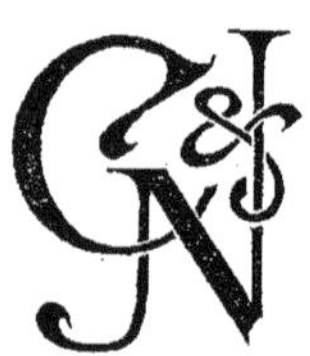

PARIS

GEORGES CARRÉ ET C. NAUD, ÉDITEURS

3, RUE RACINE, 3

1899

Les

Luxations compliquées du pied

PAR

LE Dr J. de TERSANNES

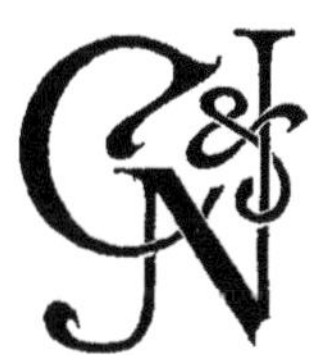

PARIS
GEORGES CARRÉ ET C. NAUD, ÉDITEURS
3, RUE RACINE, 3

1899

A MES PARENTS

A MES AMIS

A MES MAITRES DANS LES HOPITAUX DE PARIS

A MON PRÉSIDENT DE THÈSE

M. LE PROFESSEUR TILLAUX

CHIRURGIEN DE LA CHARITÉ
MEMBRE DE L'ACADÉMIE DE MÉDECINE
COMMANDEUR DE LA LÉGION D'HONNEUR

INTRODUCTION

Les luxations compliquées du pied, c'est-à-dire la luxation du pied avec solution de continuité de la peau et intégrité malléolaire, sont très rares. Aussi nous a-t-il semblé intéressant d'en présenter deux observations inédites, l'une recueillie par M. le Dr Le Moniet dans son service, à l'Hôtel-Dieu de Rennes, l'autre personnelle.

La littérature médicale est plutôt pauvre à ce sujet, et malgré des recherches bibliographiques consciencieuses, nous n'avons pu en découvrir un grand nombre de cas. Ce résultat, presque négatif, donne un peu d'intérêt aux faits que nous publions.

Si l'on trouve en effet, à chaque instant, dans les auteurs, le terme de luxations compliquées, l'on voit qu'il s'agit presque toujours, pour ne pas dire toujours, de luxations s'accompagant de fracture des extrémités du tibia ou du péroné, ce qui, aujourd'hui, fait rentrer ces lésions dans les complications des fractures malléolaires. Si le traumatisme ordinairement violent qui les produit a respecté les malléoles, il est bien rare que l'astragale ne soit pas lésée et alors nous rentrons dans la catégorie des luxations astragaliennes. Il ne nous reste donc sous le nom de luxations compliquées du pied que les luxations avec plaie, sans fracture des malléoles et avec intégrité complète du pied déplacé.

En présentant ce travail, nous n'avons désiré qu'une chose : ajouter aux faits connus deux nouveaux exemples et confirmer ainsi l'existence d'une lésion qui a ses caractères propres et bien définis.

Après avoir étudié ces luxations, nous chercherons à montrer, par un rapide historique, les progrès accomplis par la chirurgie antiseptique en comparant aux différentes époques les divers modes de traitement et leurs résultats. Nous serons obligé, pour cette partie de notre étude, faute de documents précis se rapportant à notre sujet, d'accepter les dénominations des auteurs du temps et de comprendre souvent, sous le nom de luxations compliquées, des luxations qu'on pourrait ranger actuellement dans les complications des fractures malléolaires.

Qu'il nous soit permis maintenant de payer notre dette de reconnaissance aux maîtres dont nous avons pu recevoir l'enseignement dans les hôpitaux.

Nous avons suivi avec le plus grand profit les services de MM. les Prs Cornil, Landouzy, Potain et Charrin. Nous leur garderons un respectueux attachement.

Nous remercions nos maîtres en chirurgie, MM. les Prs Duplay, Polaillon, Nélaton des excellents conseils qu'ils n'ont cessé de nous prodiguer.

Nous conservons le meilleur souvenir des consultations de l'Hôtel-Dieu et de la Pitié faites par MM. les Drs Chevalier et Thiery.

M. le Pr Budin, en nous permettant de rester à sa clinique, notre stage d'accouchement étant terminé, nous a rendu un réel service. Nous lui en exprimons toute notre gratitude.

M. le Dr Abadie a bien voulu nous laisser suivre ses consultations si intéressantes des maladies des yeux, ce dont nous ne saurions trop le remercier.

M. le Pr Tillaux nous a fait le très grand honneur d'accepter la présidence de notre thèse. Nous le prions de recevoir ici, avec nos remerciements, l'expression de toute notre reconnaissance.

Observation I

Luxation compliquée du pied gauche.
Luxation de la cuisse droite.

Due à l'obligeance de M. le docteur Le Moniet
professeur à l'École de Médecine de Rennes.

Le nommé X... Mathurin, ouvrier serrurier, âgé de 19 ans, est apporté à l'Hôtel-Dieu de Rennes, le 18 mars 1895 à 4 heures de l'après-midi. Ce même jour, en montant un portail en fer à une caserne de la ville, il a été grièvement blessé par ce portail qui est tombé sur lui, à la suite d'une fausse manœuvre. Il doit à une excavation que présentait le sol à cet endroit de ne pas avoir été tué sur le coup par cette masse de fer qui pesait plusieurs centaines de kilogrammes.

L'accident est arrivé à 1 heure et demie et le malade entre à l'hôpital à 4 heures, avec un pansement sommaire qui a été appliqué par un médecin militaire aussitôt appelé.

Le malade est examiné à 4 heures par le Dr Le Moniet, chirurgien suppléant de l'Hôtel-Dieu. Il présente un état général satisfaisant : malgré la gravité du traumatisme, il n'y a pas de shock marqué ; le pouls est régulier et bien frappé, il n'y a pas d'hypothermie, pas de refroidissement des extrémités ni de moiteur de la peau. Le facies est pâle, et le malade qui présente un peu de surexcitation n'accuse aucune douleur.

Ce qui frappe tout d'abord, c'est la position vicieuse du membre inférieur droit qui est en rotation interne et flexion légère avec raccourcissement.

En lui imprimant des mouvements de rotation, on sent la tête fémorale dans la fosse iliaque externe.

Comme cette luxation de la cuisse nécessitera l'anesthésie pour être réduite, on attend que l'éther soit donné pour compléter l'examen et panser le pied. Aussitôt l'anesthésie obtenue, — réduction de la luxation iliaque de la cuisse. — Le malade, étendu sur le dos, a le bassin maintenu par un aide qui appuie vigoureusement sur les deux épines iliaques antéro-supérieures. — Le Dr Le Moniet passe l'avant-bras droit sous le jarret, la jambe étant fléchie sur la cuisse et fléchit la cuisse à angle droit sur le bassin. Lorsque cette position est obtenue, il fait un mouvement d'abduction pour faire rentrer la tête dans la cavité cotyloïde. Dans ce mouvement, la tête, au lieu de reprendre sa place dans la cavité articulaire, glisse sur le bord inférieur de la cavité cotyloïde et vient se placer en avant de cette cavité. La luxation postérieure est devenue antérieure : la cuisse toujours fléchie est en abduction et rotation en dehors. — Nouveau mouvement de flexion de la cuisse, à angle droit, et cette fois, l'abduction est remplacée par l'adduction et on y joint un léger mouvement de circumduction. La tête rentre à sa place avec un bruit très net. — Grâce à la résolution complète du malade, cette réduction n'a présenté aucune difficulté, malgré la transformation, au cours de la manœuvre, de la variété postérieure en variété antérieure.

Le pied gauche est ensuite débarrassé du pansement et apparaît dans l'état suivant : la peau est sectionnée transversalement dans la demi-circonférence externe, et avec une netteté parfaite à 2 centimètres environ au-dessus de l'interligne articulaire. Cette section intéresse les parties molles, peau et tissu cellulaire, elle respecte les tendons.

Par cette solution de continuité sort la mortaise tibio-péronière complètement dénudée dans une hauteur de 3 centimètres à 4 centimètres, par suite de la rétraction de la peau. — Il n'y a pas disjonction de l'articulation tibio-péronière inférieure dont les ligaments sont intacts. Il n'y a pas de fracture des malléoles.

Le pied a quitté la mortaise et est luxé en dedans, mais il a subi un mouvement de rotation autour de son axe, tel que la poulie astragalienne regarde en dehors et se trouve au contact de la face interne de la jambe, le bord externe du pied convexe regarde directement en bas, et par conséquent son bord interne en haut. La face plantaire est dirigée en dedans, par rapport à l'axe du corps. Le pied en totalité est remonté à 3 ou 4 centimètres au-dessus de l'interligne. Il a gardé sa coloration habituelle, il n'est pas froid. L'hémorragie est nulle.

Un examen plus complet montre que les tendons, les

artères tibiale antérieure et tibiale postérieure, les nerfs, ont été respectés. Il y a simplement luxation du pied et déchirure de la peau, du tissu cellulaire et de l'aponévrose, mais non des organes nécessaires à la vitalité et au bon fonctionnement du pied. Tous les ligaments qui réunissent le pied à la jambe, ligaments externes et internes, sont rompus.

Il n'existe aucune lésion de voisinage, pas de fractures, ni de contusions.

La plaie est souillée par des fragments de vêtements, de la terre — elle porte sur une peau qui n'est rien moins que propre.

Eu égard à l'intégrité des os, des vaisseaux et des nerfs, il est indiqué de pratiquer la réduction, après une bonne désinfection et de tenter le traitement conservateur.

La plaie est donc entourée d'une compresse stérilisée et on procède tout d'abord au nettoyage de la jambe et du pied. — Avec de l'eau chaude, une brosse et du savon. Puis on lave avec de l'alcool et de l'éther, avec du permanganate de potasse à 4 pour 100 et du bisulfite de soude, enfin avec une solution de sublimé à 1 pour 300. Des compresses aseptiques sont disposées autour du pied et de la jambe — la plaie découverte est nettoyée avec un jet d'eau bouillie très chaude, 50 à 55°. Après une copieuse irrigation, elle est nettoyée avec des tampons imbibés d'alcool et enfin touchée avec une solution de chlorure de zinc. Le malade est toujours sous l'éther.

La désinfection faite, pendant qu'un aide maintient la jambe, le Dr Le Moniet tire sur le pied, l'attire facilement en bas et le réduit, sans qu'il y ait à faire de résection osseuse ou de débridement des parties molles. Le pied réduit se maintient en parfaite position sous la seule influence de la tonicité musculaire. La plaie des parties molles apparaît alors linéaire et très irrégulière ; l'affrontement des bords est parfait, et rien ne serait plus facile que de poser des sutures, ce qui n'est pas fait, évidemment. Au contraire, une lanière de gaze iodoformée est introduite en arrière de la malléole externe pour drainer.

Un pansement sec à la gaze iodoformée avec ouate stérilisée est ensuite appliqué sur le pied et la moitié inférieure de la jambe. Des bandes en tarlatane apprêtée maintiennent une rigidité parfaite du pied à angle droit, et on ne juge pas utile d'appliquer un appareil plâtré qui ne paraît pas nécessaire à la bonne position du pied.

Pour empêcher tout mouvement violent du malade à son réveil, un bandage de corps très serré est mis autour du bassin et les deux membres inférieurs sont fixés l'un à l'autre au niveau des cuisses et des jambes.

Les suites ont été aussi simples que possible. A aucun moment, il n'y a eu de fièvre, et sauf le premier jour, la température n'a jamais atteint 38°. Le premier pansement est fait par le Dr Aubrée, dans le service duquel le malade a été placé, le cinquième jour. Il n'y a pas de suppuration et le Dr Aubrée s'étonne même qu'il n'y ait pas eu quelques points de suture pour assurer une réunion primitive. La lanière de gaze iodoformée rétro-malléolaire est retirée et remplacée par une autre lanière que l'on interpose seulement entre les lèvres de la plaie.

Nouveau pansement comme le premier. Ces pansements sont renouvelés tous les cinq jours et la plaie est complètement cicatrisée en vingt jours.

Le malade est maintenu au lit à grand'peine pendant un mois et demi, puis il commence à marcher.

Il sort le 29 mai, malgré l'avis du médecin, bien que la marche ne soit pas encore bonne et qu'il persiste de la raideur et de la sensibilité au niveau de l'articulation.

Le Dr Le Moniet le revoit incidemment le 14 avril 1898 à la consultation externe de l'Hôtel-Dieu, où le malade est venu pour se faire soigner de la gale.

Il l'examine à nouveau et constate ce qui suit : la hanche droite a un fonctionnement parfait, tous les mouvements sont faciles.

La jambe gauche présente une cicatrice blanche linéaire, à deux travers de doigt environ au-dessus de la pointe de la malléole externe. Cette cicatrice est souple et très mobile sur les plans sous-jacents.

A la palpation, on trouve un peu d'épaississement au niveau de la malléole interne, cet épaississement est même plus marqué en dedans qu'en dehors.

Le pied est à angle droit sur la jambe ; les mouvements de flexion et d'extension existent, mais limités. Les mouvements des orteils sont normaux, aucune atrophie du mollet.

Le malade est toujours ouvrier serrurier et n'est en rien gêné par son pied qui lui permet la marche sans difficulté et sans claudication. Cependant, en le faisant marcher, on remarque qu'il existe un léger trouble de fonctionnement du membre inférieur gauche, tenant à la raideur de l'articulation malade qui est moins souple que l'articulation du pied droit.

Il est probable qu'un traitement approprié, massage, douches et électrisation, lorsque le malade a recommencé à marcher, eût obtenu la restitution intégrale des fonctions du membre.

Observation II (personnelle)

Luxation compliquée du pied droit.
Plaie contuse du cuir chevelu.

Le 10 janvier 1899, le nommé Pierre, M..., cultivateur, âgé de 27 ans, conduisait un chargement de grains. Il marchait près de son attelage, étant légèrement pris de boisson, lorsqu'il vint à faire un faux pas et tomba si malheureusement que la roue de sa charrette, pesamment chargée, lui passa sur le pied. Relevé quelques instants après par des passants, on le transporta dans une maison voisine du lieu de l'accident. Là, on essaya de le débarrasser de ce qui restait de sa chaussure (un gros sabot de bois, qui seul avait empêché le broiement complet du pied), mais on dut y renoncer, de peur d'entraîner en même temps le pied qui semblait ne plus tenir à la jambe. On se borna à laver avec de l'eau salée une plaie du cuir chevelu qui saignait abondamment et on enveloppa simplement le pied dans une serviette en attendant le médecin.

Nous voyons le blessé environ deux heures après l'accident. Il est étendu sur un matelas posé à terre, la tête entourée de linges ensanglantés, tandis que la serviette qui entoure le pied est à peine teintée de sang. Nous remarquons tout de suite, même à travers ce pansement, la déformation du pied droit qui semble raccourci et dévié à gauche.

Le malade est très pâle, le pouls est petit, assez régulier, le visage est couvert d'une sueur abondante, les mains sont moites. Il vient d'avoir des vomissements, et à peine sommes-nous arrivé qu'il rejette encore des matières dont l'odeur est caractéristique et indique suffisamment que ces vomissements sont imputables à son état d'ivresse. Il a causé beaucoup après l'accident, mais depuis quelque temps, il s'est calmé et répond à peine aux questions qu'on lui pose. Il ne se plaint d'aucune douleur, sauf une légère brûlure à la tête, déclare qu'il ne sent pas son pied et demande seulement à boire avec insistance.

Induit en erreur par les dires des personnes présentes, nous croyons à quelque lésion sérieuse du crâne et nous examinons d'abord la tête. On enlève les linges qui l'entourent et nous voyons la blessure. Le cuir chevelu est sectionné vers la partie inférieure du pariétal gauche, sur une étendue de 0m,04 à 0m,05 environ, avec décollement complet du plan osseux sous-jacent. L'on peut aisément passer le doigt entre le tissu cellulaire et les os et chercher à constater l'intégrité de ceux-ci, ce qui est fait très facilement. Jugeant que cette plaie ne revêt aucun caractère de gravité, nous la débarrassons rapidement des graviers et du sang coagulé qu'elle présente et, avant de nous en occuper définitivement, nous examinons le pied.

Ici, les désordres sont considérables, et nous craignons tout d'abord que l'amputation immédiate ne soit nécessaire. Le pied est luxé en dedans, de telle sorte que si l'on mettait le malade debout, il appuierait sur le sol par le bord externe convexe de son pied. Celui-ci n'est plus dans le prolongement de la jambe, mais forme avec celle-ci un angle obtus à sommet en dedans. La peau est sectionnée suivant une courbe à concavité antérieure, à un travers de doigt au-dessous de la malléole externe sur une étendue de 8 centimètres environ. La malléole externe dépasse légèrement la peau rétractée. Comme nous l'avons dit, il n'y a pas d'hémorragie. Nous procédons, non sans de grandes difficultés, à l'enlèvement de ce qui reste du sabot, dont un fragment a déchiré, mais très superficiellement, la face antérieure du pied. Nous constatons que vaisseaux et tendons sont intacts. On voit très bien la malléole externe qui fait issue à l'extérieur, et la face externe du tibia. Nous cherchons avec soin quelque signe de fracture des malléoles, mais il nous est impossible d'en constater : pas de crépitation, pas de mobilité, pas de douleur localisée à la pression. Les ligaments latéraux externes sont rompus, mais l'intégrité des malléoles est entière.

La plaie étant souillée de boue et parsemée de petits morceaux de bois, la première indication est de la nettoyer. C'est ce que nous faisons. Nous enlevons d'abord tous les fragments de sabot et les graviers qui s'y trouvent, et nous sectionnons quelques petits lambeaux de chair effilochés et meurtris qui ne nous semblent d'aucune utilité. Nous faisons avec une seringue à hydrocèle de nombreuses injections de permanganate de potasse au 1/1000ᶜ. Puis, avec des tampons d'ouate imbibés d'alcool et montés sur des pinces, nous cherchons à désinfecter le plus profondément possible. Enfin, nous lavons largement avec du sublimé à 1/500. Cette désinfection, qui a été très minutieuse, nous a demandé beaucoup de temps, mais le malade ne se plaint nullement et semble même très indifférent à ce qui se passe autour de lui.

Le pied étant tout entier bien nettoyé et recouvert d'une compresse trempée dans la solution de sublimé, on procède à la réduction. Celle-ci s'opère très facilement, une simple traction en bas et en dehors suffisant pour remettre le pied à sa place. Un aide le maintient en bonne position pendant que l'on place un drain dans l'angle inférieur de la plaie. Les deux lèvres de celles-ci sont bien juxtaposées. Naturellement, on n'a pas fait de sutures. Le pied est entouré de gaze iodoformée en plusieurs doubles et d'une couche épaisse de ouate hydrophile, puis placé dans une gouttière métallique garnie de ouate. Une bande de toile maintient le pansement et empêche toute déviation.

Ceci étant fait, on s'occupe de la plaie du cuir chevelu. On rase soigneusement les bords de la section, qui, débarrassée des cheveux et du gravier, est réunie par trois points de suture et recouverte d'un pansement antiseptique.

La nuit est assez calme, quoique sans sommeil, et le lendemain matin, la température n'atteint pas 38°.

Le quatrième jour, le malade a commencé à souffrir.

On défait le pansement et l'on voit sous la malléole interne, et un peu en arrière, un gonflement douloureux avec fluctuation. Il s'est formé, depuis la veille, un petit abcès, qui est ouvert, vidé et pansé. La plaie externe a bon aspect, le drain est retiré et remplacé par une mèche de gaze iodoformée.

A part cet abcès rétro-malléolaire, qui fut guéri en quelques jours, il n'y eut pas de complications. Les pansements furent espacés de plus en plus, et le 7 février, c'est-à-dire environ un mois après l'accident, la plaie était parfaitement cicatrisée. L'on voyait une ligne violette assez irrégulière et un peu déprimée, seule trace de la blessure.

Tous les jours, le malade, qui reste avec sa gouttière, fait mouvoir ses orteils et le trente-cinquième jour, on commence à imprimer quelques mouvements à son pied. On augmente progressivement et bientôt il se fait lui-même du massage. Les mouvements de flexion et d'extension s'exécutant assez bien, il veut commencer à marcher, avec un bâton, vers la fin du troisième mois. Cette tentative ne lui réussit pas, et il garde de nouveau l'immobilité presque absolue jusqu'à la fin d'avril. Il marche d'abord avec des béquilles, puis s'habitue peu à peu à poser son pied sur le sol.

Maintenant, il présente une légère déviation du pied en dedans, on ne peut dire qu'il a recouvré les mouvements complets de son articulation, la flexion du pied sur la jambe lui étant plus difficile que l'extension, mais en définitive, il peut marcher, avec le secours d'une canne, et il est permis de croire que son état continuera à s'améliorer.

DÉFINITION

En abordant l'étude des luxations compliquées du pied, on se heurte tout de suite à une difficulté : leur définition. Qu'appelle-t-on en en effet luxation compliquée du pied ? Nous verrons que les auteurs anciens ne pouvaient se mettre d'accord à ce sujet, et, de nos jours, nombreuses encore sont les divergences qui existent à cet égard entre les chirurgiens.

On a vu les deux plus grands chirurgiens de leur temps, Dupuytren et Astley Cooper, décrire la même lésion, presque au même moment, l'un sous le titre de *Fractures du péroné,* et l'autre sous celui de *Luxations du pied.*

Dupuytren ne considérait que la fracture du péroné, c'était pour lui la lésion essentielle et nécessaire, et il rejetait la luxation au second plan, parmi les conséquences ou les complications de la fracture.

Astley Cooper exposait une théorie contraire : « On désigne sous le nom de luxation simple, des luxations dans lesquelles la peau n'éprouve pas de solution de continuité, quoiqu'elles puissent d'ailleurs se trouver compliquées de tout autre accident; ces luxations, sans solution de continuité, peuvent cependant devenir compliquées, si l'on ne prend pas les plus grandes précautions pour prévenir la pression de l'os, qui produit l'inflammation et l'ulcération » (Ast. Cooper et B. Travers, Œuvres chirurgicales, t. I, page 18).

Pour Boyer, les luxations latérales du pied sont simples, lorsque les ligaments qui entourent l'articulation ont cédé sans se rompre, ou que leur rupture est peu considérable, et que les autres parties molles n'ont éprouvé que le tiraillement et la distension inséparables de la luxation d'une articulation ginglymoïde. Les luxations compliquées sont celles où il y a déchirement des ligaments articulaires, écartement du péroné et allongement forcé des ligaments, fracture des malléoles, sortie de l'astragale ou de l'extrémité inférieure du tibia à travers la peau déchirée, enfin, luxation de l'astragale sur le calcanéum et la scaphoïde.

Plus récemment, Schinzinger n'admet la dénomination de luxations compliquées que pour les luxations avec plaie des téguments faisant communiquer l'article avec l'extérieur.

En général, les auteurs anciens, et même ceux qui touchent à la période contemporaine, ont tous considéré la plaie comme élément essentiel de la dénomination compliquée. Et l'on disait des luxations ce que l'on disait des fractures : qu'elles étaient compliquées lorsqu'il y avait une solution de continuité des téguments. Alors, au lieu d'en faire une complication des fractures malléolaires, on rangeait constamment ces dernières dans les complications des luxations. On renversait donc complètement les propositions actuelles. De plus, les luxations de l'astragale, quelles qu'elles fussent, même avec énucléation de l'os à travers la plaie, rentraient aussi dans la catégorie des luxations compliquées du pied. C'est ce qui ressort de la lecture des ouvrages de tous les chirurgiens, Boyer, Desault, Astley Cooper et bien d'autres dont nous aurons occasion de parler un peu plus loin.

Morisson et Astley Cooper avaient cependant rapporté des cas de luxations compliquées sans fracture des malléoles, mais n'avaient pas cherché à les isoler, et à leur attribuer une place à part.

Les controverses continuaient, et l'expérimentation venait apporter son appoint aux discussions sur ce sujet. En réponse à Huguier, qui faisait de la fracture du péroné une condition de la production de la luxation par rotation en dehors, Thomas constate, dans les deux observations qu'il rapporte, l'intégrité du péroné, aussi bien que des malléoles. Il a fait des expériences sur le cadavre, et toutes ses tentatives pour reproduire cette luxation ont échoué. Il a bien fracturé le péroné, mais sans obtenir la luxation. Loin d'accepter l'opinion d'Huguier, il croirait plutôt que l'intégrité du péroné est une condition favorable à la production de cette luxation, car, au cas de fracture, il y a diastasis de la mortaise et il se produira plutôt une luxation en dedans qu'une luxation par rotation en dehors.

Il serait sans intérêt de prolonger davantage cet exposé des divergences de vues entre les différents auteurs. Il est certain qu'on n'est pas absolument d'accord, même de nos jours, sur cette question. Les uns, à cause de sa rareté, n'admettent même pas du tout la luxation compliquée du pied, se basant sur ce fait qu'on peut méconnaître la fracture concomitante du tibia ou du péroné, les autres, et nous nous rangerons à cette dernière opinion, en font une classe à part, caractérisée par un déplacement du pied avec plaie, et intégrité de l'astragale et des malléoles. C'est cette dernière variété que nous nous proposons d'étudier : luxations latérales seulement, en dehors et en dedans, puisque ce sont les seules qu'il nous ait été donné d'observer.

ÉTIOLOGIE

Les luxations compliquées du pied s'observent surtout à la suite de chocs violents, ou de chutes d'un lieu élevé. Elles nécessitent presque toujours pour les produire des conditions spéciales, que nous étudierons plus loin avec leur mécanisme. D'après les cas que nous avons pu réunir, la variété la plus fréquente est celle de luxation en dehors. C'est d'ailleurs ce qui s'observe dans les luxations simples, où la luxation en dedans est beaucoup plus rare.

Elles sont quelquefois produites par un traumatisme direct, chute sur le pied d'un corps pesant, comme dans un cas rapporté par Poinsot, le blessé étant assis de façon que ses jambes ne touchent pas le sol, et un lourd ballot tombant sur son pied. Dans notre première observation, la luxation est aussi produite par une masse de fer s'abattant sur le malade et le renversant. D'autres fois, le pied peut être pris entre la cause vulnérante et le sol. Dans l'observation II, une voiture passe sur le pied, qu'elle fixe au sol en sectionnant les parties molles. Généralement, il faut que la force vulnérante soit considérable, avec application directe sur la peau et le tissu cellulaire, qui sont ainsi déchirés.

Les luxations simples de l'articulation tibio-tarsienne n'étant déjà pas très fréquentes, on comprendra facilement la rareté des luxations compliquées. Par rapport aux autres luxations en général, Malgaigne, sur un nombre de 491 cas observés à l'Hôtel-Dieu, trouve seulement vingt luxations de l'articulation tibio-tarsienne. Dans une seconde statistique publiée un peu plus tard et comprenant 114 luxations observées à l'hôpital Saint-Louis, la proportion s'élève environ de moitié, et l'on compte onze luxations du pied. Combien, sur ce nombre, y avait-il de luxations compliquées du pied, au sens où nous l'entendons ? C'est ce qu'il est impossible de savoir, les statistiques ne fournissant à cet égard aucun renseignement précis.

D'après un tableau dressé par Weber, les luxations du pied s'observeraient surtout entre vingt et trente ans ; sur 13 cas qu'il rapporte, il y en a 7 à cette période. D'autre part, dans les deux observations que nous publions, l'un des malades avait 19 ans et l'autre 27, les faits relatés plus loin donnent également raison à cette assertion. Un blessé, cité par Poinsot, est âgé de 19 ans ; un autre, cité par Tachard, est soldat au moment de l'accident ; un troisième, observé par Schinzinger, a 25 ans.

On les rencontre plus souvent chez les hommes que chez les femmes. Sur tous les cas que nous relatons, un seul a trait à une femme. Les hommes y sont plus sujets parce qu'ils sont plus exposés par leurs habitudes et leurs travaux aux violences extérieures, aux chutes et aux traumatismes de toute sorte.

Nous ne croyons pas que l'on ait observé des luxations doubles compliquées du pied. Ces lésions pourraient cependant exister. Seutin, cité par Crocq, rapporte le cas d'un malade, âgé de 38 ans, qui, sujet à des accès de manie, a sauté, pendant un de ces accès, d'une fenêtre d'un second étage. Il y a luxation des deux pieds en dehors à droite, en dedans à gauche, mais l'existence de fractures comminutives à la partie inférieure des deux jambes nous fait placer cet exemple dans les complications des fractures malléolaires (Crocq, Traité des fractures des membres, page 511).

Peut-on admettre chez certains blessés des causes prédisposantes? Nous savons que pour les fractures, certaines maladies, tuberculose, syphilis, diabète, peuvent avoir une grande importance et déterminer chez ceux qui en sont atteints un état marqué d'infériorité au point de vue résistance. Dans le cas qui nous occupe, nous ne le pensons pas. On a d'ailleurs un trop petit nombre d'observations pour y trouver des documents probants. Nous verrons néanmoins que les maladies préexistantes, si elles ne jouent aucun rôle dans l'étiologie de ces luxations, devront cependant entrer pour une part assez large dans les réserves que pourra comporter le pronostic.

MÉCANISME

Les luxations du pied sont divisées par les auteurs en quatre groupes : luxations en avant, en arrière, en dehors et en dedans. Nous verrons qu'il y a une cinquième catégorie de ces luxations, la luxation en haut, où l'astragale vient se loger entre le tibia et le péroné écartés l'un de l'autre. Nous n'étudierons ici que les luxations latérales, qui sont les plus importantes.

Il faut en général une force considérable pour produire ces luxations, à cause de la grande résistance des ligaments latéraux et des malléoles. On les voit dans les chutes d'un lieu élevé, lorsque le bord du pied porte à faux, ou lorsque le pied est immobilisé et que le reste du corps est projeté violemment en arrière, en exécutant un mouvement de torsion autour du pied comme axe. Dans la luxation en dedans, (luxation du pied en dehors), la cause habituelle est la chute sur la plante du pied, avec renversement ou torsion en dehors. Dans d'autres cas, le pied, portant à faux, subit une violence qui exagère son adduction et qui, arrachant la malléole externe, ou les ligaments péronéo-astragaliens, produit la luxation en dedans. Il peut encore arriver que le pied, sous l'influence d'un choc très violent, soit en quelque sorte arraché de la mortaise tibio-péronière, et que, rompant alors les ligaments externes, il se luxe en dedans et remonte en quelque sorte le long de la face interne de la jambe.

Dans la luxation en dehors, (luxation du pied en dedans), il y a exagération du mouvement d'adduction avec torsion ou rotation du pied en dehors. Tandis que dans la variété précédente, l'astragale est porté directement en dehors, sa poulie ne correspondant plus qu'à la moitié externe de la mortaise péronéo-tibiale, ici il se porte transversalement en dedans, entraînant avec lui tout le pied, ou il se renverse, sa poulie regardant directement en dehors et sa face interne en haut.

En ce qui concerne la plaie, elle peut se produire de deux façons. Dans quelques cas, et c'est l'exception, la peau et le tissu cellulaire sont sectionnés directement, de dehors en dedans, par le corps vulnérant qui les appuie sur le plan osseux sous-jacent. C'est ce qui peut arriver dans les traumatismes directs, mais cette variété est rare. Ordinairement, les plaies sont produites par la perforation des parties molles, de dedans en dehors, par les saillies osseuses déplacées; un fragment oblique acéré embroche la peau, ou bien l'extrémité osseuse déplacée n'a subi aucune solution de continuité, et perfore les téguments en les contondant (Duplay et Reclus, Traité de chirurgie, t. III).

Nous avons cherché à reproduire expérimentalement ces luxations compliquées du pied, et nous devons à la vérité d'avouer que nous avons complètement échoué. Nous avons bien produit la luxation du pied avec plaie, mais dans tous les cas, il y avait arrachement ou fracture de l'une ou de l'autre malléole, parfois des deux.

Aussi, nous comprenons fort bien que ces fractures malléolaires existent dans presque tous les cas et que leur absence constitue l'exception. Si l'on se reporte, en effet, à l'anatomie de l'articulation tibio-tarsienne, on voit combien solides et résistants sont les ligaments qui unissent le tibia et le péroné au calcanéum et à l'astragale. Étant donnée, d'autre part, la fragilité des malléoles, constituées par un tissu osseux spongieux et friable, il n'y a rien de surprenant à ce que les extrémités inférieures du tibia et du péroné cèdent sous l'effort, plutôt que de rompre leurs attaches ligamenteuses. Et souvent, dans les cas où l'on croit que les malléoles sont intactes, l'on voit, par un examen attentif, que les ligaments ont arraché et entraîné leurs surfaces d'insertion.

SYMPTOMES ET DIAGNOSTIC

Les symptômes des luxations du pied, compliquées ou non, sont ceux des luxations en général. Décrits dans tous les classiques, nous nous contenterons de les rappeler brièvement, d'autant plus que le diagnostic n'offre presque jamais de difficulté, à cause de la complication de plaie, qui permet souvent de mieux apprécier les lésions.

Dans la luxation du pied en dehors, ce qui frappe tout d'abord, après la lésion des parties molles, c'est la déformation. Le pied, au lieu d'occuper sa place normale, est dévié de l'axe de la jambe. Suivant la violence vulnérante, il est dans une abduction plus ou moins complète, la plante tournée en dehors, le bord externe en haut. Souvent, la malléole interne a perforé les téguments et fait saillie à l'extérieur.

Dans la luxation en dedans, comme dans les autres variétés d'ailleurs, les symptômes généraux persistent. Seulement, le pied est en adduction, la plante tournée en dedans, par rapport à l'axe du corps. La poulie astragalienne regardant en dehors, et se trouvant en contact avec la face interne de la jambe, le bord externe du pied convexe regarde directement en bas, tandis que le bord interne concave regarde en haut. Le pied, dans certains cas, peut remonter assez haut au-dessus de l'interligne articulaire.

Dans les deux cas, il y a naturellement une complète impotence fonctionnelle. Le blessé reste à l'endroit où lui est arrivé l'accident, et n'essaie même pas de se lever, comprenant l'inutilité de ses efforts. Nous ne parlerons que pour mémoire des ecchymoses qui peuvent exister, à la face antérieure, ou sur les côtés externe et interne du pied, des phlyctènes consécutives, de la mobilité anormale et des autres signes communs aux luxations simples, le diagnostic s'imposant ici en quelque sorte d'emblée. La déviation considérable du pied, l'ouverture de la plaie permettant de voir et de toucher l'étendue des lésions, ne sauraient en général permettre l'hésitation.

On cherche s'il existe une fracture des malléoles. Le plus souvent, elle est facile à reconnaître, surtout les os faisant issue à travers la peau. Quelquefois cependant, il faut s'entourer de multiples précautions pour ne pas commettre d'erreur. On jugera que les malléoles sont fracturées par leur mobilité, par la crépitation que l'on peut produire en les comprimant et en leur imprimant avec douceur quelques mouvements. La douleur localisée à la pression, et celle que l'on provoquera en agissant sur le tibia et le péroné pourront également éclairer le diagnostic. S'il y a arrachement, on trouvera de petits fragments d'os adhérents aux ligaments. Quand il y a un gonflement considérable des parties molles, il pourra être très difficile d'acquérir la certitude que l'intégrité malléolaire est absolue. Dans ce cas, nous croyons préférable de s'abstenir de manœuvres inutiles et douloureuses pour le blessé, si l'on conserve le moindre doute, on se comportera comme s'il y avait fracture.

On n'oubliera pas non plus de procéder à l'examen de l'astragale. Ce sera presque toujours facile à travers la plaie, le doigt pouvant donner suffisamment de renseignements pour qu'avec les signes objectifs, on puisse conclure à l'intégrité de cet os.

Le symptôme douleur est très variable et peut, comme dans les arrachements en général, faire complètement défaut. Nous avons vu que chez un de nos malades, il y avait une insensibilité presque absolue, mais on ne peut guère en tirer des déductions certaines, l'état d'ivresse manifeste dans lequel se trouvait ce malade ayant dû contribuer pour beaucoup à cette insensibilité. La douleur peut varier avec le tempérament du sujet, plus ou moins nerveux, avec ses habitudes, alcoolisme aigu ou chronique, et surtout avec la nature et l'étendue des lésions.

Voyons maintenant en quoi consistent les lésions des vaisseaux, des nerfs et des tendons.

Lésions des vaisseaux. — La lésion des vaisseaux est une des complications les plus intéressantes des déplacements articulaires. Elle entre évidemment pour beaucoup dans le pronostic que sera appelé à porter le chirurgien, ainsi que nous le verrons tout à l'heure. Deux cas peuvent se présenter : la compression et la rupture. La compression est due le plus souvent à l'aplatissement de l'artère ou de la veine par une extrémité osseuse déplacée. Le vaisseau est parfois déplacé de sa situation normale en même temps que l'astragale ou, sans déplacement, pincé par ce dernier contre un plan osseux voisin. Comme cette compression est la conséquence immédiate et permanente de la luxation, elle cesse évidemment dès que celle-ci est réduite.

Dans d'autres cas il y a rupture. C'est un accident, heureusement assez rare, grâce à la facilité avec laquelle le paquet vasculo-nerveux élude la pression des extrémités osseuses en glissant et en roulant sur ses côtés. En outre, les vaisseaux sont doués d'une grande élasticité qui, jointe à leur mobilité dans leur gaine, leur permettent de subir une élongation assez considérable sans se rompre. Cependant on en note quelques cas dans les luxations compliquées du pied, ce qui s'explique par la violence ordinaire du traumatisme nécessaire pour produire ces luxations. Dans une observation de Morisson, on voit que malgré la rupture de la tibiale postérieure, il n'y avait pas d'hémorragie. C'est à cause du genre de rupture. L'artère, rompue sous l'influence d'une traction excessive, d'une distension violente, se rétracte presque aussitôt avec une rare facilité et ses tuniques internes se rebroussent vers le centre du canal qu'elles oblitèrent. Il faut admettre ici que le vaisseau, poussé à l'extérieur par l'extrémité osseuse qui sort à travers les téguments, s'allonge au dehors en se dégageant, jusqu'à un certain point, de ses adhérences, ce qui lui permet ensuite de se rétracter plus facilement.

On peut souvent méconnaître la compression des artères; pour s'en apercevoir, il suffira de rechercher les battements du vaisseau dans la section inférieure du membre, et l'on s'aperçoit alors de l'affaissement plus ou moins marqué des pulsations à ce niveau. En cas de compression complète, les battements manqueraient complètement, et on noterait un refroidissement sensible et de l'engourdissement du membre.

Les veines peuvent aussi être comprimées ou déchirées. Le plus souvent, leurs lésions accompagnent celles des artères, elles sont produites par les mêmes causes et dans les mêmes conditions. La compression des veines se manifeste par le gonflement du système veineux superficiel au-dessous du point où le tronc principal est aplati, dans les cas de compression complète, par un véritable engorgement œdémateux.

La rupture artérielle se reconnaît aisément à l'abondance de l'hémorragie. Sauf dans certains cas, où par suite de la rétraction exagérée du vaisseau il est impossible d'en saisir les extrémités, elle n'offre guère d'importance car on s'empresse de lier les deux bouts avant de procéder à la réduction. Il arrive aussi que malgré la solution de continuité des téguments, et même malgré des débridements étendus, on soit obligé de se contenter de lier une seule des extrémités, celle qu'on aperçoit. Il est d'ailleurs toujours indiqué à cause de la complication de plaie, et même en l'absence de tout écoulement sanguin, de procéder à la recherche de l'artère qui pourrait avoir été divisée et de prévenir par une ligature toute hémorragie consécutive.

Lésions des nerfs. — Les lésions des nerfs accompagnent généralement celles des vaisseaux. Nous suivrons pour leur étude la même division que pour les artères et les veines, c'est-à-dire que nous nous occuperons d'abord de leur compression, puis de leur déchirure. Il y a ici une réelle difficulté de diagnostic, et l'on s'aperçoit rarement, au moment de l'intervention, de la compression d'un nerf. Il peut y avoir de l'engourdissement, de la paralysie, toutes choses dont on ne cherche pas à approfondir la cause, qu'on attribue à l'état général du malade, au shock et à la gravité du traumatisme. La réduction de la luxation fait généralement cesser ces phénomènes, mais il est bon néanmoins de dire que tout ne rentre pas toujours absolument dans l'ordre et que, souvent, il persiste pendant un certain temps des troubles de motilité et de sensibilité auxquels la compression nerveuse n'a pas été étrangère et qui disparaissent ensuite sous l'influence d'un traitement bien dirigé. La rupture ou déchirure des nerfs est assez rare, on ne la rencontre guère que dans les luxations produites par une extrême violence, par arrachement proprement dit ou dans le cas où le corps vulnérant a sectionné complètement les parties molles et le paquet vasculo-nerveux en les appuyant sur le plan osseux sous-jacent. Nous voyons que ces lésions nerveuses assombrissent considérablement le pronostic. Il en résulte fréquemment des paralysies complètes ou partielles, contre lesquelles on est malheureusement trop souvent désarmé.

Lésions des tendons. — Les tendons sont moins souvent lésés que les vaisseaux et les nerfs. Ils sont doués en effet d'une élasticité remarquable qui leur permet de céder facilement et d'éviter ainsi la rupture. Dans certains cas cependant, on a observé leur rupture, entre autres celle des extenseurs des orteils. Mais, nous le répétons, elle n'existe guère que dans les grands traumatismes et est accompagnée presque toujours de lésions osseuseset artérielles beaucoup plus graves. Quand elle existe, elle est facilement reconnue, on voit sectionnées les extrémités blanches et nacrées des tendons, et tout mouvement fonctionnel est aboli.

PRONOSTIC

Quel pronostic portera-t-on pour les luxations compliquées du pied ?

Nous verrons qu'autrefois on considérait ces lésions comme étant d'une gravité extrême.

Avant l'application de la méthode antiseptique, on était habitué à voir survenir dans les luxations compliquées des accidents inflammatoires : arthrite suppurée, phlegmon diffus, et des affections générales comme la pyohémie, la septicémie.

En 1851, Morel-Lavallée écrivait que « dans les luxations avec plaie pénétrante, l'inflammation s'emparait très fréquemment de la jointure. »

Laugier avait même formulé, pour le siège de la suppuration dans ces luxations, « une loi intéressante au point de vue de la physiologie pathologique, et d'une haute importante pratique. » (*Ibid., loc. cit.*) L'érysipèle, assez fréquent, la gangrène, dans un certain nombre de cas et parfois le tétanos, constituaient l'arrière-garde des complications que nous rangeons sous le nom de consécutives et dont, grâce à l'antisepsie, nous ne nous occuperons pas.

De ce fait même que ces affections redoutables n'existeront plus, ou ne sont plus à envisager, le pronostic se trouve considérablement modifié dans un sens favorable. Néanmoins, il reste encore essentiellement variable et dépendra surtout des causes suivantes :

1° Le temps écoulé entre l'accident et la désinfection ;

2° L'étendue de la plaie cutanée ;

3° La gravité des lésions osseuses, vasculaires et nerveuses ;

4° Les conditions particulières du malade.

Temps écoulé entre l'accident et la désinfection.— Il est rare, sauf dans les villes où le blessé est immédiatement porté dans un hôpital, qu'un médecin puisse donner au malade, aussitôt après l'accident, les soins que nécessite son état. Il s'écoule généralement un temps, toujours trop long, qui peut varier entre deux, quatre heures, et même davantage. Or, pendant cette attente, le blessé est presque toujours dans des conditions déplorables. Effrayées par la gravité du traumatisme, les personnes présentes n'osent pas procéder à un nettoyage, même sommaire, de la plaie, et le pied reste ainsi, souillé par des graviers, de la boue, du sang coagulé, souvent même par le contact de vêtements malpropres ou de linge d'une propreté douteuse. Ce sont là des conditions éminemment propres au développement de l'infection, surtout si elles se prolongent. Et, si cette infection est déjà commencée lors du premier pansement, la désinfection, si complète qu'elle soit, n'arrivera pas toujours à l'enrayer et le malade sera, de ce fait, exposé à des complications redoutables. Il est donc nécessaire qu'elle ne se produise pas et, pour cela, le meilleur moyen, indépendant souvent du malade et du médecin, consiste dans la promptitude des soins immédiats. En effet, plus le traumatisme est récent, et plus on a de chances par un nettoyage complet et une antisepsie rigoureuse de prévenir l'éclosion des accidents septiques. Au contraire, si le malade n'est vu que longtemps après l'accident, si l'intervention du chirurgien est tardive on devra redouter la pyohémie, la septicémie, parfois même la gangrène ou le tétanos. Le pronostic peut donc se modifier suivant l'heure de l'intervention, et, plus celle-ci sera tardive, plus le pronostic devra être réservé.

Étendue de la plaie cutanée. — L'antisepsie devra donc être faite le plus rapidement possible, mais encore faut-il qu'elle soit complète. Si la plaie cutanée est large et mesure une certaine étendue, il sera facile, d'abord, de se rendre un compte exact de l'étendue des lésions, ensuite de procéder à une désinfection méthodique et totale. Si, au contraire, des fragments d'os seulement font issue à l'extérieur, il sera très difficile d'apprécier les désordres siégeant près de l'articulation, les lésions de voisinage, et surtout de mettre en usage les procédés d'antisepsie. Dans ce cas, on ne devra pas hésiter, de larges débridements s'imposent. On transformera la plaie étroite en plaie largement ouverte et on se retrouvera dans les conditions que nous indiquons plus haut. Le nettoyage sera alors facile et aisé, l'opérateur verra exactement ce qu'il fait et ne s'exposera pas à laisser dans la cavité des fragments d'os, ou à négliger quelque anfractuosité infectée qui donnera naissance dans la suite à ces abcès et à ces clapiers purulents qui entravent et retardent si souvent la guérison. Une exploration minutieuse et d'abondantes irrigations l'en préserveront.

Gravité des lésions osseuses, vasculaires et nerveuses. — Nous arrivons à l'élément capital du pronostic, à l'appréciation des lésions osseuses, vasculaires et nerveuses.

a) Les fractures malléolaires ne rentrant pas dans le cadre que nous nous sommes tracé, nous les laisserons volontairement de côté. Et, même en admettant l'intégrité des malléoles, nous verrons que leur examen minutieux est indispensable, car, suivant les circonstances, leurs lésions modifieront complètement le pronostic et le traitement.

En effet, puisque, sauf les cas exceptionnels, nous proscrivons l'amputation, il nous reste à voir quelle conduite devra tenir le chirurgien, et dans quels cas il aura recours à la résection ou à la réduction simple.

Les indications de la résection sont tirées de l'irréductibilité de la luxation et de l'état des parties osseuses.

Il est parfois impossible de pratiquer la réduction lorsque, le pied étant fortement dévié, le tibia proémine à travers les lèvres de la plaie. Dans certains cas de luxations produites par une grande violence, la malléole peut venir toucher le sol par son extrémité inférieure et les efforts du chirurgien, malgré les tractions et les mouvements qu'il imprime aux surfaces articulaires, n'arrivent pas à vaincre de semblables déplacements. Parfois aussi, dans les cas de plaie étroite, la réduction ne peut s'opérer, la partie osseuse qui fait saillie étant en quelque sorte étranglée entre les lèvres de la solution de continuité. Inutile de dire qu'ici on ne songera pas toujours à la résection, on essaiera d'abord de simples débridements au bistouri aussi étendus qu'il le faudra, et qui permettront parfois de réduire aisément le pied.

Lorsqu'il existe en même temps une fracture comminutive de l'astragale ou du calcanéum, que ces os présentent de nombreuses solutions de continuité, limitant des fragments osseux, la réduction présenterait aussi de réels dangers, la résection, au contraire, est efficace, elle permet de conserver à la fois la vie et le membre du malade.

Dans d'autres cas enfin, il serait possible de réduire, mais l'état des parties osseuses semble ne pas le permettre. Il peut arriver en effet que les extrémités du tibia et du péroné soient incrustées de sable, de graviers, quand par exemple l'os a appuyé sur le sol avec une grande violence. On ne ferait alors qu'une antisepsie insuffisante, les lavages les plus complets, les grattages même, n'arrivant pas à enlever complètement ces corps étrangers et il serait vraiment trop dangereux de réduire dans ces conditions, la résection s'impose.

b) Nous avons étudié plus haut les lésions vasculaires et nerveuses. Elles sont assez rares, et même lorsqu'elles existent, n'imposent pas toujours l'exérèse, tant s'en faut. La rupture des artères s'accompagne rarement d'hémorragie, nous avons expliqué que ce fait était dû au mode d'oblitération du calibre de l'artère par les tuniques interne et moyenne. Dans les cas où l'écoulement sanguin est abondant, une ligature ou la pince à forcipressure suffisent généralement pour faire cesser tout danger immédiat. Le pronostic ne sera donc pas fatal lorsqu'il y aura une rupture artérielle, il sera seulement aggravé. Quand les vaisseaux auront été respectés, on sera en droit d'attendre de la méthode conservatrice des résultats meilleurs et plus rapides. Si au contraire, ils sont déchirés, meurtris ou coupés, la réparation sera très difficile et la gangrène sera à redouter.

Il en sera de même des lésions des nerfs. Le pronostic variera suivant le degré de contusion du nerf, ou sa déchirure complète. Des troubles trophiques ultérieurs seront à craindre et on devra dès le début du traitement mettre tout en œuvre pour les éviter, ou du moins les atténuer.

Nous n'ajouterons que quelques mots concernant les ruptures tendineuses et l'état des parties molles. Nous avons vu que les tendons doués d'une très grande élasticité se rompent très rarement. Leur rupture entraîne l'impotence de l'article qu'ils étaient destinés à mouvoir, sauf compensation de voisinage. D'ailleurs il sera parfois possible d'en réunir les extrémités sectionnées et de les suturer ensemble, et au cas où cela ne pourrait être pratiqué, il n'y aurait pas quand même d'indications pour une intervention.

Quant à la lésion des parties molles, qu'on redoutait jadis à bon droit, elle constitue aujourd'hui rarement une indication de résection ou d'amputation. Même quand les lèvres de la plaie sont contuses et mâchées, même quand il y a des déchirures considérables, on peut, grâce au nettoyage et à la désinfection minutieuse des parties atteintes, se contenter de la réduction et du pansement antiseptique.

Conditions particulières du malade. — Enfin, il faudra tenir compte, dans une certaine mesure, bien entendu de la constitution du blessé, de ses tares possibles, de sa situation sociale.

L'on admettra facilement qu'un homme robuste et vigoureux, sans antécédents pathologiques, pouvant suivre un régime et un traitement approprié aura les plus grandes chances, toutes choses égales d'ailleurs, d'obtenir une guérison à peu près complète.

Les individus faibles, de complexion délicate, débilités par des maladies antérieures, offriront un terrain prédisposé, ou plutôt hors d'état de résister à l'infection et à ses complications les plus redoutables; de même, les gens entachés de syphilis, de tuberculose, de diabète (on sait quelle importance prend chez ces derniers la moindre plaie), d'alcoolisme et même les vieillards chez qui ce genre de luxations est particulièrement grave.

Les conditions hygiéniques et sociales auront aussi une certaine influence. Il faudra tenir compte de la différence qui existe entre le traitement au grand air, à la campagne et le traitement à l'hôpital, inférieur au précédent. Le confort, le bien-être matériel, une alimentation suffisante, l'absence de préoccupations, ne peuvent que contribuer à une guérison radicale et rapide, tandis que les conditions inverses produisent un résultat opposé.

C'est en tenant compte de tous ces éléments, en les examinant d'abord séparément, en leur donnant à chacun leur signification propre, et en les interprétant enfin dans leur ensemble qu'on arrivera à baser un pronostic certain : chose capitale pour le malade.

Ce pronostic en effet sera à porter :

1° Et pour la vie du blessé, qui peut mourir de ces accidents que l'on a appelés complications consécutives et qui comprennent : infection, septicémie, infection purulente, érysipèle bronzé, tétanos ;

2° Et pour la conservation du membre dont l'exérèse peut être nécessaire pour sauver la vie du malade, si l'on prévoit quelqu'une des complications précédentes, ou si elle existe déjà ;

3° Et pour sa fonction, qui peut être abolie ou gênée (ankylose vicieuse, position vicieuse), ou recouvrer son intégrité à peu près complète et redevenir ainsi ce qu'elle était avant l'accident.

TRAITEMENT

Il nous a paru intéressant, avant d'exposer les différents traitements dont sont justiciables aujourd'hui les luxations compliquées du pied, de chercher dans les auteurs anciens quelles étaient les règles de l'intervention chirurgicale à ce sujet.

Pour cette partie de notre étude, nous sommes obligé de nous en rapporter aux dénominations admises par les auteurs du temps et de comprendre dans les luxations compliquées du pied des luxations accompagnées fréquemment de fractures malléolaires et de lésions de l'astragale. Ce rapide historique n'a d'ailleurs qu'un but : — montrer les doctrines chirurgicales des anciens maîtres, donner un aperçu de la thérapeutique alors en usage, et suivre les hauts et les bas de la méthode conservatrice qui n'est définitivement entrée dans la pratique courante que depuis l'antisepsie.

Des règles de l'intervention chirurgicale dans les luxations du pied jusqu'à nos jours.

Si l'on cherche dans les auteurs anciens quelques renseignements concernant les luxations compliquées du pied, on voit que ce genre de lésions est presque complètement passé sous silence ou du moins très brièvement traité. Nous serons donc obligé souvent pour connaître la conduite tenue à ce sujet par les chirurgiens de l'époque d'étudier les règles de leur intervention dans les cas ordinaires, et de conclure par analogie.

Au moment où nous commençons cet historique, c'est-à-dire pendant les temps hippocratiques, l'amputation était rare. Cette rareté était d'ailleurs simplement due à la crainte des hémorragies qui accompagnent l'amputation et qui la faisaient réserver aux cas où, la mortification étant complète, les vaisseaux oblitérés ne laissent plus couler de sang. Hippocrate se contentait de panser la plaie suivant les règles de l'art en maintenant le pied dans une bonne attitude. Il n'était pas partisan de la réduction dans les luxations compliquées du pied, mais attendait la séparation spontanée du membre blessé et réservait l'amputation au cas de gangrène affectant un membre dont les os étaient intacts. Celse, tout en partageant les idées d'Hippocrate, se montre plus pessimiste. Pour lui, entraînent l'amputation toutes les fractures qui se font près des articles. Il craint l'inflammation et la gangrène rapide qui conduisent à l'opération et redoute encore davantage l'opération elle-même. « L'amputation, dit-il, ne se fait qu'avec un péril extrême et il arrive souvent que l'hémorragie, ou une syncope qui survient, fait périr le malade dans l'opération même. » (Celse, Ouvrages sur la médecine, livre VII, chap. xxxiii).

Archigène, à qui revient l'honneur d'avoir le premier proposé de lier les vaisseaux au cours de l'amputation, ne voit celle-ci nécessaire que dans les lésions cancéreuses, la gangrène ou les ulcères putrides et rongeants. Galien, fidèle disciple d'Hippocrate, est partisan de l'expectation.

Paul d'Egine est également partisan de la méthode conservatrice et n'admet le sacrifice du membre que « lorsqu'il est complètement mortifié. Il faudra alors amputer jusqu'aux parties saines » (Paul d'Egine, Opera, lib. VI, cap. cviii, page 529).

Il faut arriver aux Arabes pour voir abandonner complètement toute pratique sanglante. La timidité naturelle de ces chirurgiens ne leur permettait pas d'avoir recours à une opération aussi grave que l'amputation, ils s'efforçaient d'y suppléer par les ressources d'une pharmacopée intense (Poinsot, *Thèse,* Paris, 1872).

Le moyen âge ressentit beaucoup l'influence de la chirurgie arabe, ce qui contribua, presque autant que les dangers de l'amputation pratiquée sans hémostase suffisante, à faire prédominer la conservation dans tous les cas. Il faut dire d'ailleurs que la littérature médicale de cette époque est complètement muette au sujet des luxations compliquées du pied.

Guy de Chauliac, dans ses leçons, reprend pour son compte les théories d'Hippocrate et décrit sa façon de panser la plaie en abandonnant aux soins de la nature la séparation des parties molles (Guy de Chauliac, Grande Chirurgie, trad. de Mingelousaulx. Bordeaux, 1672, Traité VI, page 521). Presque tous les chirurgiens du moyen âge adoptèrent ces idées.

Ils se font surtout remarquer par leur incertitude. Sauf Léonard Botal qui, lui, ampute à tort et à travers, souvent pour des lésions insignifiantes, les autres ne savent guère quelle conduite tenir. Scultet, par exemple, expose d'abord tous les dangers que court un malade à qui on ne réduit pas sa luxation : inflammation, convulsions, la mort parfois, mais il se hâte d'ajouter que, même s'il y a réduction, le cas est toujours fort grave et que la gangrène survient souvent. Inutile d'ajouter qu'il se garde bien de conclure.

L'on doit à Fabrice de Hilden la première observation connue de luxation avec hernie de l'astragale, terminée par la guérison.

A. Paré, imbu des doctrines hippocratiques, renouvelle les conseils donnés par le père de la chirurgie. Néanmoins pour lui, dans les cas graves, on ne saurait se dispenser d'intervenir. Il se fait plutôt remarquer par ses tendances nettement conservatrices.

Nous allons maintenant entrer dans une période où, dans les traumatismes graves du pied, l'amputation va devenir la règle.

En 1702, Saviard, dans son Nouveau recueil d'observations chirurgicales, publie le cas suivant : « Le huitième novembre 1694, je fus mandé dans la rue du Plâtre près la place Maubert, pour panser mademoiselle Duclos, qui avoit eu les deux os de la jambe droite cassez dans leur partie inférieure, avec une playe considérable ; et un très grand fracas, à l'occasion de l'éboulement d'une pile de bois, sous laquelle cette blessée s'étoit trouvée, aussi bien que 26 ou 27 autres personnes, dont 20 étoient mortes sur le champ ; et les 6 ou 7 autres étoient grièvement blessées et entr'autres, celle dont nous parlons.

« La partie inférieure du plus gros os de la jambe, nommée tibia, étoit séparée de son articulation avec l'astragale ; et s'étoit tellement contournée qu'il me fut impossible de la réduire en son lieu ; et les pointes des divers fragments d'os avoient déchiré et détruit entièrement les muscles extenseurs du pied ; et s'étoient fichées dans les chairs avec violence, de sorte que, après avoir tiré autant que pus, toutes les portions d'os qui se trouvoient séparées de leur tout, je fus obligé de laisser cette partie inférieure du tibia, dans la mauvaise situation qu'elle avoit prise, ne pouvant la changer.

« Une jambe en cet état devant être amputée selon toutes les règles de la bonne chirurgie, je proposay de faire une consultation ; et l'on manda M. Bessière, qui conclut avec moy à l'extirpation ; et le soir même M. Gigot, maître chirurgien juré, à qui je fis voir la blessure, fut du même sentiment.

« Il ne s'agissait plus que de resoudre la malade à souffrir l'opération ; mais toutes les raisons qu'on put luy alléguer, et toutes les remontrances qu'on luy put faire pour la persuader, furent inutiles ; et je fus contraint d'exercer ma patience pendant un long temps en la pansant avec un bandage à dix-huit chefs, et avec les remèdes qui résistent à la pourriture, que l'on avoit sujet d'appréhender, à cause de la grande contusion des chairs. Pour cela je trempois les plumaceaux dans l'eau-de-vie, et les enduisois ensuite d'onguent de styrax fondu ; et je trempois toutes les compresses dans la même liqueur.

« Elle souffroit cependant des douleurs excessives et quinze jours se passèrent sans que je pusse presque la quitter, étant obligé de relever l'appareil trois et quatre fois par jour pour rafraîchir sa jambe.

« Dans ce temps là, le péroné qui s'étoit assez bien soutenu jusqu'alors, commença à nous donner de l'exercice, une esquille de cet os qui s'étoit séparée de son tout, ayant occasionné un abcès très considérable, que j'ouvris depuis le milieu de la jambe, jusqu'à la malléole externe ; après quoy je tirai la portion d'os qui étoit séparée.

« Enfin après quinze autres jours, la supuration se trouva faite ; les chairs mondifiées parurent vermeilles, et je tirois les portions d'os à mesure qu'elles se présentoient. Le pansement se faisoit avec plus de facilité, et les cavitez se remplissant de chairs, je me vis en état de ne plus me servir que de la charpie seiche, en attendant l'exfoliation de la partie inférieure du tibia, que je fis enfin deux mois après la blessure ; et l'on voioit sur cette grosse portion toute la cavité de cet os qui pose sur l'astragale, et toute l'éminence qui forme la malléole interne. Après cela, je la pansai encore près de deux mois, jusqu'à la cicatrisation de tous ces ulcères.

« Elle est restée depuis dans l'état que nous luy

avions prédit M. Bessière et moy ; c'est-à-dire avec une grosse jambe incapable de mouvement, souffrant de temps en temps des douleurs considérables, contrainte de se servir de béquilles, pour se transporter d'un lieu à un autre ; au lieu que par l'amputation que nous lui avions proposée, elle se seroit épargnée les douleurs incroyables qu'elle souffrit pendant ce long traitement ; elle auroit été bien plutôt guérie et elle se seroit trouvée bientôt après sa guérison, en état de marcher avec plus de facilité.

« L'on doit inférer de cette observation, que l'on ne peut mieux faire, dans de semblables fracas, que d'amputer la jambe le plutôt qu'il est possible ; et qu'il faut insister à faire cette opération malgré toute la répugnance des blessez, lesquels périssent souvent dans le traitement, quand l'opération est différée ; ou s'il leur arrive d'en échapper ; ils sont ensuite les premiers à attribuer au mauvais pansement qu'on leur a fait, ainsi qu'ils le prétendent, l'impuissance où ils sont de s'appuier sur leur jambe, qui lui devient un poids inutile. De sorte qu'outre les peines et les chagrins que les chirurgiens ont eu à essuïer auprès des malades pendant une cure longue et fâcheuse, ils ont encore le déplaisir d'être blâmez et de voir leurs soins mal reconnus, malgré les justes raisons qu'il peuvent alléguer pour leur justification. » (Saviard, Nouveau recueil d'observations chirurgicales. Paris, 1702, page 198.)

Peut-être, pour être humain, faut-il tenir compte dans une certaine mesure de l'insuccès du chirurgien pour expliquer le vif regret qu'il témoigne de n'avoir pu amputer sa malade. Peut-être aussi pourrait-on croire qu'il eût conclu différemment s'il avait obtenu un meilleur résultat de la méthode conservatrice. Mais il n'en faut pas moins penser que le langage de Saviard reflète assez exactement l'opinion de ses contemporains. On connaissait, et surtout, on exagérait les dangers des luxations du pied. Ajoutons à cela cette véritable rage du couteau que Dionis reproche aux chirurgiens de son temps et l'on comprendra facilement cet entraînement opératoire.

Verduc, Mangest, Belloste étaient hardiment partisans de l'amputation à outrance, seul moyen pour eux de sauver la vie des blessés.

Avec Lamotte, on voit un timide essai de conservation. On trouve dans son traité complet de chirurgie des observations intéressantes se rapportant au sujet qui nous occupe. En 1774, il n'avait rencontré qu'une seule dislocation complète du pied sans plaie ni fracture. Il relate (p. 686 et suivantes) plusieurs cas de luxations compliquées, se terminant d'ailleurs toutes ou par l'amputation ou par la gangrène, ou, dans les meilleurs cas, par une complète impotence fonctionnelle du membre. Ce qui frappe surtout, en lisant ces observations, c'est le luxe de pommades, d'onguents, de poudres, de cataplasmes, dont usaient les chirurgiens de cette époque, et, loin de rassurer le lecteur, cette énumération fantastique ne laisse pas de lui faire craindre beaucoup pour la vie du blessé. Inutile d'ajouter que le tout était appliqué suivant des règles que désavoueraient les partisans de l'antisepsie actuelle et que, d'ailleurs, les épithètes de digestif, confortatif et corroboratif, jointes aux cataplasmes, ne suffisaient pas toujours à assurer la cicatrisation rapide et parfaite des plaies.

Il faut entendre Lamotte, après avoir pansé son blessé, avec « le plumaceau trempé dans la teinture d'aloès et le digestif composé avec de l'eau-de-vie et des poudres de myrrhe et d'aloès, et des compresses imbibées d'eau-de-vie, et un bandage à vingt-quatre chefs », donner ordre pour que l'on eût, dès le lendemain de grand matin, « des farines de fèves, d'orge et de lupins, et des poudres aromatiques, avec du vin, pour un cataplasme confortatif et de l'huile rosat, pour étendre sur un linge. » Heureux encore, quand il n'applique pas d'un seul coup : « un plumaceau trempé dans l'esprit-de-vin, et un digestif composé de poudres de myrrhe et d'aloès et d'eau-de-vie, une embrocation et un cataplasme confortatif et corroboratif, deux compresses trempées dans le vin et le bandage à vingt-quatre chefs, les fanons garnis de compresses, la longuette et l'étrier, le tout dans une situation commode ! »

Malgré ses exagérations thérapeutiques, Lamotte n'enregistra pas moins plusieurs succès dus à la méthode conservatrice, entre autres dans un cas de luxation du pied avec plaie et issue des os où il avait d'abord résolu l'amputation et s'était ensuite résolu à attendre. Je déclare, d'ailleurs, que les soins attentifs et éclairés contribuent à la guérison, mais qu'il faut aussi tenir compte de la constitution du blessé, de la bonté du climat et de la pureté de l'air, considérations en somme fort justes et qui entrent en effet pour une large part dans le pronostic. On ne songera donc pas à se souvenir qu'il est chirurgien de Valognes, quand il dit qu'aucun de ses malades n'eût guéri à l'Hôtel-Dieu de Paris. Il cite à l'appui de son assertion deux cas. Dans le premier, le blessé fut amputé « à cause de la pourriture », et dans le second ne guérit que « parce qu'il s'était fait à l'air de l'hôpital ».

L'Académie de chirurgie préconise à ce moment l'intervention, « elle exerça sur le traitement des luxations compliquées du pied l'influence la plus désastreuse ; par l'organe de ses membres les plus autorisés, elle porta contre elles le sanglant arrêt de l'amputation à outrance » (Poinsot, *loc. cit.*)

Le premier, Duverney, proclame la nécessité du sacrifice du membre, seule chance de salut.

Pour J.-L. Petit, il n'y a pas de luxations plus dangereuses que celles du pied, et les plus fâcheuses ne sont pas toujours celles où il y a le plus de désordres apparents.

Il émet cette opinion paradoxale que, dans les luxations où l'astragale est chassée de sa cavité, il est à souhaiter qu'il y ait fracture des malléoles afin de craindre moins d'accidents. Et il appuie son dire sur ce raisonnement : l'astragale, luxée, emploie sa force de projection pour rompre les malléoles et respecte alors les parties molles ; au contraire, sans fracture malléolaire, elle agit seulement sur ces parties et les ligaments, capsules et tendons, en sont plus rudement déchirés. Et il le prouve ou du moins s'en convainct lui-même par une observation qui lui est personnelle et dont le malade, après quelque espoir de guérison, fut amputé et ne tarda pas à mourir. Il penche résolument pour l'amputation, et c'est tout au plus si dans certains cas il conseille d'attendre un peu, de temporiser vingt-quatre heures, tout en recommandant l'ablation immédiate au moindre signe suspect.

Nous verrons, tout à l'heure, des théories contraires soutenues surtout par Boyer et Desault, mais les chirurgiens du commencement du siècle portaient sur ces accidents le pronostic le plus fâcheux, et il ressort de leur lecture qu'ils redoutaient surtout la luxation, l'énucléation serait plus juste, de l'astragale. Chaque fois que cet os faisait hernie à travers les lèvres de la plaie, on considérait que l'amputation seule pouvait sauver le blessé. L'astragale ne pouvant sortir de la cavité dans laquelle il est reçu sans une distension très grande des parties molles qui environnent l'articulation, et sans la rupture de quelques-unes de ces parties, on était tout de suite porté à craindre l'inflammation qui en était la conséquence et qui causait tant d'insuccès aux chirurgiens d'alors. Pourtant, on connaissait, à ce moment, un assez grand nombre de ces luxations dans lesquelles on avait enlevé l'astragale et dont les malades avaient guéri. Boyer pense même que l'extraction de cet os soit une circonstance propre à prévenir l'engorgement inflammatoire, ou à le diminuer lorsqu'il est déjà survenu. Ce chirurgien émet d'ailleurs la même opinion que J.-L. Petit, mais seulement en ce qui concerne le caractère plus bénin des luxations compliquées de fracture des malléoles. Il base cette opinion sur le même raisonnement. Heureusement, il se montre moins radical en ce qui concerne le traitement. Tout en reconnaissant qu'on devra dans quelques cas pratiquer de suite l'amputation, et que, dans d'autres, on ne devra pas attendre que les accidents soient parvenus à un certain degré pour recourir à l'opération, il n'en est pas moins partisan d'une prudente expectative.

« Il est prouvé, dit-il, par des observations nombreuses que des luxations latérales du pied qui, à cause du délabrement énorme des parties molles, de la fracture du péroné ou du tibia, ou bien encore de la sortie d'une portion osseuse à travers la peau, semblaient devoir produire les accidents les plus graves et faire périr les malades, ont eu une terminaison heureuse » (Boyer. Traité des maladies chirurgicales. Paris, 1822, t. IV, page 383).

Desault repousse d'une manière formelle l'amputation « qui, écrit son élève Bichat, est une ressource extrême, où les revers qu'on éprouve effacent souvent les succès qu'on obtient, où ces succès mêmes, toujours achetés à un prix terrible, nous inspirent le devoir de ne la tenter que lorsque tout autre secours a été épuisé (Desault, Œuvres chirurgicales, t. II, page 531). Et il réclame pour ces lésions le même traitement que pour les autres luxations, c'est-à-dire la réduction, sauf dans les cas de délabrements énormes où il serait puéril de chercher la conservation. Dans les cas où il y a hernie de l'astragale, il préfère de beaucoup l'extirpation de cet os à l'amputation du pied, estimant avec raison qu'une jambe ankylosée est préférable à une jambe de bois ou tout autre appareil pothétique. Ses élèves, Corigny, Sabatier, Lombard, partagèrent les idées conservatrices du maître et purent ainsi conserver des membres que d'autres chirurgiens eussent sûrement enlevés.

Avec Hunter, on arrive déjà à un traitement plus

simple et plus rationnel des luxations compliquées au point de vue thérapeutique s'entend. On commence à nettoyer les plaies, ce n'est évidemment pas de l'antisepsie, mais on supprime déjà (l'auteur tout au moins) le cataplasme, non parce qu'il est d'une propreté douteuse, mais parce qu'il donne lieu, pour le renouveler, à un mouvement trop considérable. Et on le remplace par des linges pliés en plusieurs doubles et imbibés d'eau de Goulard. Quant à la conservation du membre, on ne peut dire qu'Hunter en soit partisan. Il penche pour l'amputation dans la pluralité des cas, mais, alors même que cette opération lui paraît indiquée, il conseille de la différer (Hunter, Œuvres compètes, trad. de Richelot, t. I, p. 567).

Larrey, tout aux succès que lui ont donnés ses appareils inamovibles, évite parfois l'opération. Dans les luxations astragaliennes, il fait l'extirpation de l'os et réussit dans plusieurs cas (Larrey, Chiniques chirurgicales, t. III, page 287).

D'ailleurs, très souvent, les malades refusaient l'amputation et le chirurgien était obligé, malgré lui, de se résoudre au traitement conservateur. Il faut ajouter que les statistiques publiées à cette époque n'étaient pas très encourageantes et que l'amputation, outre qu'elle privait le blessé d'un membre, ne lui donnait guère plus de chances de sauver son existence. Témoin ce cas rapporté par Pelletan, d'une femme âgée de 79 ans, « mais d'une santé vigoureuse et d'un embonpoint solide » qui entre dans son service pour une luxation compliquée du pied, avec fractures des malléoles. Malgré son refus primitif, elle céda aux sollicitations et fut amputée. Bien qu'on eût pris toutes les précautions accoutumées, qu'on n'eût point ménagé les ligatures et qu'emplâtres agglutinatifs et le reste de l'appareil eussent été appliqués avec soin, l'opérée mourut 24 heures après l'amputation (Pelletan, Cliniques chirurgicales, t. III, page 208). De tels résultats effrayaient les blessés, et, en refusant de se soumettre à une intervention, ils donnèrent eux-mêmes l'occasion de constater qu'elle n'était pas toujours indispensable.

Gaultier de Clanbry préconise l'amputation dans tous les cas de blessure de l'articulation tibio-tarsienne. « Après une longue série d'accidents les plus graves, qui ont nécessité un séjour prolongé dans l'atmosphère insalubre des hôpitaux, les plaies se cicatrisent et le malade guérit avec un pied ankylosé sur la jambe, dans une position souvent vicieuse, ayant un volume presque double du naturel, un poids plus considérable encore et conservant une sensibilité tellement développée qu'il serait impossible de s'appuyer dessus pendant la progression ». Et plus loin, il exprime le vœu « qu'à l'avenir on fasse plus souvent usage de l'amputation d'une manière élective, pour qu'on cesse d'être péniblement affecté par l'aspect d'un grand nombre d'infirmes et d'estropiés, plongés dans la plus affreuse misère et qu'on voit errer dans les rues avec un membre inférieur difforme, qui gêne leur marche et les oblige d'user de béquilles » *Journal général de médecine* 1816 t. III). C'est vraiment pousser un peu loin l'amour de l'esthétique que de supprimer à des blessés des membres qui leur sont toujours utiles, pour éviter qu'ils ne soient difformes ! D'ailleurs, on voit un chirurgien militaire, Briot, partager les idées de l'auteur précédent et dire avec ce dernier « que chez les malades ayant subi l'amputation des deux jambes, pour cause de traumatisme, la guérison parfaite s'obtient quelquefois plus promptement que si l'opération avait été pratiquée à un membre seul » (Briot, Histoire de l'état et des progrès de la chirurgie militaire, Besançon, 1817, page 198).

Astley Cooper réagit contre ces doctrines funestes. Il se montre, dans une certaine mesure, partisan en général de la chirurgie expectante et démontre, contrairement à l'opinion de J.-L. Petit, que les luxations compliquées du pied sont justiciables le plus souvent du traitement ordinaire. « L'amputation, dit-il, est non seulement contre-indiquée, mais encore elle doit être regardée, dans cette circonstance, comme une opération cruelle. » Il est partisan de la résection qu'il emploie chaque fois qu'une extrémité osseuse fait saillie dans une trop grande étendue ou qu'elle empêche la réduction (Astley Cooper, Œuvres complètes, 1832, page 261).

Dupuytren pense que dans les luxations compliquées de rupture des extrémités articulaires ou de lacération des ligaments et des capsules, l'amputation doit être la règle à cause des symptômes redoutables dont elles sont suivies (Leçons orales, Paris, 1839, t. II, page 319).

En 1835, Lenoir se déclarait absolument opposé à toute amputation dans les luxations compliquées de l'articulation tibio-tarsienne. Il en reconnait la gravité, l'invasion rapide de symptômes effrayants et d'accidents redoutables, mais il est convaincu qu'on parvient à sauver le membre par un traitement convenable, réduction de la luxation, occlusion des plaies, et si l'on doit intervenir, que ce soit par une opération moins redoutable que l'amputation, par la résection des extrémités articulaires (Lenoir. Quels sont les cas et quels sont les lieux où il convient d'amputer la jambe, Paris, *Thèse de concours,* 1835, page 39).

Velpeau Jobert et Nélaton se montrent partisans de la conservation en général; toutefois, dans les luxations compliquées du pied, ils sont moins affirmatifs, et tous les trois, dans les cas de saillie de l'astragale, conviennent que le seul traitement qui puisse convenir est l'amputation. Nélaton préconise bien l'extirpation de cet os, mais il se hâte d'ajouter que « les délabrements qui accompagnent les luxations de l'astragale sont quelquefois tellement considérables que l'amputation immédiate est la seule ressource que l'on ait à opposer à cette blessure » (Nélaton, Élém. de Pathologie chirurgicale, Paris, 1847, t. II, page 480).

En ce moment, il y a un engouement extraordinaire pour le traitement par les irrigations continues. En province surtout, c'est le traitement de choix, il n'est plus question de l'amputation, et des thèses nombreuses célèbrent les bienfaits de l'eau froide. Nous verrons que précisément les nombreux insuccès que motiva ce traitement firent par la suite un tort considérable à la méthode conservatrice. Nous trouvons dans Szpreglewski, interne de l'Hôtel-Dieu de Nîmes, un cas de luxation compliquée guérie par l'irrigation : « Luxation du pied en dedans avec déchirure des parties molles de la région interne du cou-de-pied; fracture sus-malléolaire probable. Irrigations. Sphacèle étendu. Guérison. » (Szpreglewski, *Thèse,* Montpellier, 1842).

Nous trouvons également, dans la thèse de Barriera, une luxation du pied avec plaie et issue de la malléole interne. L'amputation est refusée par le malade. Irrigations continues. Suppuration abondante, plusieurs trajets fistuleux. Au moment où l'auteur présentait son travail, la guérison n'était pas achevée.

Il y eut d'ailleurs bientôt un revirement et beaucoup de chirurgiens, voyant les dangers de l'irrigation continue, la proscrivirent absolument.

En Belgique, pour J. Crocq, « à la jambe et à l'avant-bras, on ne devrait amputer que si les deux os à la fois étaient réduits en esquilles dans une grande longueur. Lorsque c'est l'un des deux seulement, il faut faire la résection de la partie brisée... Tout cela est d'ailleurs subordonné à l'état des parties molles, dont un grand délabrement peut toujours motiver l'amputation » (J. Crocq, Traitement des fract. des membres, Bruxelles, 1851, page 409).

Dans le même pays, Thiry est partisan de l'amputation quand il y a de graves lésions de voisinage. « Quand les vaisseaux sont ouverts, quand les nerfs sont froissés, déchirés, rompus, je ne vois pas quelles raisons on pourrait invoquer pour perdre un temps précieux; la nature est ici impuissante, et c'est en vain qu'on lui ferait un fol appel » (*Bulletin acad. roy. de Belgique,* 1864, t. XII, page 797).

En France, Chassaignac, dans une communication à

Société de Chirurgie sur la luxation du pied compliquée d'ouverture de l'articulation tibio-tarsienne et de fracture des malléoles, se déclarait partisan de l'amputation et en donnait les raisons suivantes : « Si chacun se remémore les phases des accidents qui nous occupent, on se rappellera que les premiers phénomènes qui les signalent ne présentent pas une grande gravité, que tout le monde est tenté de mettre en pratique l'expectation, mais que bientôt des fusées purulentes se déclarent et que, si, dès l'apparition des premiers symptômes fâcheux, on ne s'est pas hâté d'amputer, on est obligé plus tard d'amputer très haut et dans des conditions moins heureuses ».

Verneuil partage cette opinion qui fut combattue dans la séance suivante (30 mai 1860) par Broca et Richard, sans que ces derniers pussent d'ailleurs convaincre leurs collègues de l'opportunité sinon de la conservation, au moins de l'expectation. Il va même jusqu'à dire que dans les luxations du pied, la réduction et l'expectation ne peuvent être mises en usage que lorsqu'il n'y a pas de plaie ou que celle-ci est fort étroite (*Bulletin Société chirurgie*, t. I, p. 315).

Dans une thèse parue en 1864, Dubreuil démontre par un nombre considérable d'observations tous les avantages que l'on retire de la méthode conservatrice. Il donne à l'expectation une part plus importante encore que Broca. Nous ne pouvons mieux faire que d'exposer ses conclusions : « Dans les cas de luxation sans plaie, on doit chercher à réduire, sans déployer toutefois une force trop considérable ; lorsque la réduction est impossible, il faut attendre. Si plus tard l'astragale est mis à nu et isolé par un travail de mortification et de suppuration, on l'extrait.

Pour les luxations avec plaie, c'est encore l'extraction consécutive qui me paraît le moyen à mettre en usage. Je ferai une exception pour les cas où l'astragale, à peu près complètement chassé en dehors de la plaie, n'est presque plus adhérent aux os voisins ; on peut alors l'enlever immédiatement.

Si les malléoles, si la surface articulaire du tibia sont brisées, on devra les réséquer, comme l'a fait Sedillot.

Enfin l'amputation, que j'ai exclue de la thérapeutique des luxations de l'astragale, restera entre les mains du chirurgien comme un remède ultime réservé aux cas malheureux, et qui n'en vaudra pas moins pour avoir été différé (Dubreuil, Des ind. que présentent les luxat. de l'astragale, Paris, 1864, p. 44 et 45).

Alphonse Guérin, comme tous les chirurgiens de l'époque, érige la conservation en principe. Adolphe Richard conseille dans les cas les plus graves d'attendre qu'il soit bien démontré qu'on ne peut sauver le membre, le résultat sera aussi satisfaisant et on a de grandes chances pour ne pas recourir à l'opération.

Billroth à Vienne, et Sédillot à Paris, se montrent grands partisans de la résection qui, pour le chirurgien viennois, « est une gloire des temps modernes » (Billroth, Elem. de path. chirurg. générale, 1868, p. 281).

La première résection avait été faite par Moreau père, en 1782, il s'agissait des deux os de la jambe fracturée et faisant issue à travers la peau. Le résultat fut parfait. Deschamps en 1811 en pratiqua une également avec succès. L'observation montre qu'il s'agissait d'une luxation en dedans du pied droit avec fracture de la malléole externe. Au bout de vingt jours, la plaie étant en bon état, mais le tibia excédant l'articulation de deux pouces et demi, le chirurgien en fit la résection et réduisit ensuite facilement la luxation. La guérison demanda sept mois au bout desquels le blessé put marcher avec une bottine à semelle très élevée (*Bulletin de la Société de médecine de Paris,* 1811).

Dans une thèse parue en 1827, Bintot rejette la résection comme faisant courir de grands dangers aux malades. Il s'appuie sur un nombre plutôt restreint d'observations, trois seulement, où la résection des extrémités du tibia et du péroné n'empêche pas de survenir une gangrène mortelle.

Dans les discussions de la Société de chirurgie, personne ne conteste désormais les avantages des nouvelles méthodes. Il ne s'agit plus de savoir si on sauvera un membre, chose admise, mais par quels procédés il sera sauvé. Aussi l'accord est-il à peu près complet, chacun s'ingéniant seulement à perfectionner les méthodes employées.

Dans un ouvrage remarquable, paru 1877, et couronné par la Société de Chirurgie, le Dr Georges Poinsot a résumé excellemment cette question des luxations compliquées du pied depuis les anciens jusqu'à nos jours. L'auteur, qui s'était déjà occupé « de la conservation dans le traitement des fractures compliquées, » a, dans ce travail fort documenté et en se basant sur des statistiques irréfutables, démontré la supériorité incontestable de la méthode conservatrice dans l'immense majorité des cas pour la luxation tibio-tarsienne. Dans les luxations de l'astragale, si la réduction échoue, on pratiquera l'extirpation. L'amputation ne devra être mise en usage qu'exceptionnellement. « Elle ne deviendrait légitime que dans le cas de luxation par cause directe, où en raison de la violence de la cause vulnérante, les parties molles du bas de la jambe et du pied auraient été contusionnées à un haut degré, les os fracturés en esquilles, les vaisseaux tibiaux ouverts, en un mot, pour arrêter cette énumération, dans les cas où le chirurgien ne conserve plus aucun espoir de voir le membre échapper à la gangrène. »

Dans une note communiquée à la même Société, le 3 décembre 1877, le Dr Vasl présente deux nouvelles observations de luxations tibio-tarsiennes, compliquées de plaie, traitées par l'irrigation continue et qui ont été suivies de succès. Dans l'une il y avait luxation du pied en dedans, et du côté externe de l'articulation tibio-tarnienne existait une plaie longue d'environ 6 à 7 centimètres, transversale, à travers laquelle faisaient issue les extrémités articulaires des os de la jambe.

Malgré l'apparition d'un érysipèle, le malade guérit avec une demi-ankylose de l'articulation du cou-de-pied. Marche très aisée et rapide. — Dans la seconde, luxation complète en dehors, l'extrémité inférieure du tibia avait fait issue en dedans à travers une énorme ouverture de la peau, malléole interne intacte et fracture du péroné à 0^{m},07 au-dessus de la malléole, plaie à la partie interne de la jambe de 0^{m},09 de longueur. Guérison assez longue, mais sans difformité et avec mouvements assez libres. (*Bulletin et Mém. de la Société de chirurgie de Paris*, 1879, p. 908).

Nous ne trouvons ensuite que de rares travaux sur cette question. Est-ce à dire que les faits manquent? Nous ne le croyons pas, mais on juge inutile de faire connaître les résultats obtenus.

Pour résumer ce qui a trait aux luxations compliquées du pied jusqu'à la période actuelle, nous voyons que ce n'est qu'avec difficulté que les partisans de la méthode conservatrice l'ont emporté sur ceux de l'intervention sanglante. Ce n'est guère que dans la moitié de ce siècle, alors qu'on avait abandonné les exagérations thérapeutiques du moyen âge et les irrigations continues d'eau froide, pour arriver déjà à des pansements plus rationnels et plus simples, que le traitement conservateur rencontre moins d'opposition et finit par acquérir une supériorité incontestable sur l'amputation.

Traitement. — Nous posons en principe que le traitement doit être conservateur, chaque fois qu'une contre-indication formelle ne s'y oppose pas (broiement complet, déchirure complète des vaisseaux, nerfs et tendons, rendant toute réparation impossible).

Le but qu'on se propose étant d'éviter l'infection, on devra procéder tout d'abord à une désinfection rigoureuse qu'on ne saurait faire avec trop de soin. Le membre blessé, après avoir été débarrassé des chaussures ou vêtements qui le recouvrent, sera lavé à l'eau chaude et au savon sur une large étendue. On enlèvera ensuite, grain par grain, le sable, les poussières ou les différents corps étrangers qui souillent la plaie. Les parties qui auront été nettoyées seront recouvertes de compresses aseptiques. On nettoiera avec des tampons d'ouate imbibés d'alcool, puis d'éther.

Les extrémités osseuses seront l'objet de soins méticuleux; elles devront être rendues complètement aseptiques, de façon à ne rien craindre après la réduction. Les moindres anfractuosités seront explorées et largement irriguées avec l'eau bouillie à 50 ou 55°. Des lavages au permanganate de potasse ou au sublimé à 1/1000 assureront une antisepsie aussi complète que possible.

Dans les cas de léger écoulement sanguin, on pourra se servir avec avantage de l'eau oxygénée, qui joint à ses propriétés antiseptiques celle d'être légèrement hémostatique.

La plaie étant complètement désinfectée, et d'une asepsie rigoureuse, le chirurgien interviendra selon que l'exigera la nature et l'étendue des lésions qu'il aura pu constater.

Y-a-il eu hémorragie, une artère est-elle rompue ? Il procédera à la ligature comme dans les cas ordinaires. Les tendons sont-ils sectionnés ? Il verra si des sutures sont possibles et ont des chances de réussir.

Dans les cas les plus simples et les plus ordinaires, il aura recours tout de suite à la réduction. Elle est généralement facile et peut même s'effectuer sans aide. Saisissant le pied à pleines mains, d'une part sur la face dorsale, au-dessous des orteils, de l'autre la paume embrassant le talon, le chirurgien attirera le pied de façon à le replacer dans sa position normale, ce qu'on obtient aisément dans la majorité des cas.

Si la réduction est impossible, à cause de l'étroitesse

de la plaie, on débridera sans crainte, et on agrandira l'ouverture de sorte que l'on puisse réduire.

Si la contraction musculaire empêche d'abaisser le pied, il sera indiqué d'endormir le malade, soit avec le chloroforme, soit avec l'éther. Dès que l'anesthésie sera obtenue, on exercera une nouvelle traction, et, alors, la résolution musculaire étant complète, la réduction se fera facilement.

Enfin, il existe des cas où toutes les tentatives de réduction échouent, et où on est obligé de pratiquer la résection des extrémités osseuses qui s'opposent à cette réduction. Ici, l'opérateur doit tendre à éviter la déviation ultérieure du pied et la mobilité trop grande de la nouvelle articulation. Chauvel (*Dict. encyclop. des sc. méd.*) conseille de diviser à la même hauteur, et suivant l'inclinaison indiquée les deux os de la jambe, ou, dans le cas où la résection d'un seul est suffisante, de n'enlever de celui-là qu'une minime portion sur la reproduction de laquelle on est en droit de pouvoir compter.

L'excision de l'une ou l'autre malléole expose à des déviations latérales (varus, varus équin, valgus). Ce n'est que dans les cas où la résection a porté sur une très faible étendue d'os, ce n'est que lorsqu'on a pratiqué l'ablation d'un sequestre plutôt qu'une véritable résection, qu'on peut se croire à l'abri de ces déviations consécutives. Dans les conditions opposées, on les voit presque fatalement survenir. Delorme a montré que le trait de scie ne devait remonter, sur le tibia, pour ne pas dépasser le cartilage épiphysaire, qu'à quelques millimètres au plus. Sans rejeter d'une façon absolue, comme certains auteurs, les résections isolées du tibia, il faut en être très sobre et, pour plus de sécurité, suivre le conseil de Polaillon, — quand il ne s'agit plus d'extrémités osseuses infectées, — enlever un fragment du péroné en conservant intacte la malléole externe.

L'ankylose est le résultat habituel de ces résections. Les meilleurs résultats que l'on ait obtenus ont été observés chez des enfants, ce qui s'explique par ce fait que la reproduction des os par le périoste est naturellement plus active dans les premières années de la vie. Chez l'adulte et chez le vieillard, la vascularité du périoste est moindre, il a perdu une partie de ses propriétés.

Une fois la réduction obtenue, avec ou sans résection, l'indication à remplir est de maintenir la jointure immobile et en bonne position.

Mais d'abord, ou bien l'on pratiquera l'embaumement de Reclus avec sa pommade qu'on laissera en place pendant un certain temps, ou l'on fera des pansements secs, tous les 4 ou 5 jours, avec la gaze iodoformée et une épaisse couche d'ouate stérilisée.

On se gardera bien de suturer la plaie, dans l'angle inférieur de laquelle on placera pendant quelques jours un drain, ou mieux encore une mèche de gaze iodoformée, dont on diminuera la longueur, suivant les progrès de la cicatrisation.

Le pied sera alors placé dans une gouttière plâtrée, ou tout au moins entouré d'une bande solide, et mis dans une gouttière garnie d'ouate. En le plaçant on devra s'assurer qu'il est dans une bonne attitude, et chercher, par des moyens appropriés, à corriger les déviations qui tendraient à se produire.

On n'oubliera pas de placer au-dessus de la jambe une armature de fer, ou tout autre appareil destiné à soutenir les draps et les couvertures, qui, par leur poids, gêneraient le malade, et ne pourraient que contribuer à donner au pied une position vicieuse.

Est-ce à dire que le blessé devra rester ainsi jusqu'à complète guérison, et devra-t-on seulement, sans plus s'inquiéter de son avenir, renouveler ses pansements et le condamner à rester au lit? Nous ne le pensons pas, les soins du chirurgien ne doivent pas se borner à la cicatrisation de la plaie et à la conservation du membre, et son rôle ne sera pas terminé tant que le malade n'aura pas recouvré, dans la mesure du possible, les mouvements de son articulation.

Ceci va nous amener à nous occuper du massage.

Chaque fois qu'un membre aura été immobilisé pendant un certain temps, on constatera, après avoir enlevé l'appareil, une gêne plus ou moins grande dans son fonctionnement. Les articulations enraidies ne jouent qu'avec difficulté, les mouvemements sont limités et ne s'effectuent parfois qu'avec une certaine douleur, il y a en outre une atrophie musculaire considérable. Aujourd'hui on attribue tous ces inconvénients à l'immobilisation, au lieu d'invoquer, en nombre de cas comme on le faisait autrefois, les suites du traumatisme ou l'arthritisme. C'est à M. Championnière que revient l'honneur d'avoir le premier lutté contre les appareils inamovibles dans le traitement des fractures et des luxations, et maintenant, personne ne conteste les avantages que retirent du massage les blessés qui présentent ces deux catégories de lésions. On discute seulement l'opportunité de cette méthode, et alors que son inventeur l'applique presque toujours dès le premier moment, nombre de chirurgiens, et des plus autorisés, ne l'emploient que plus tard, comme adjuvant à la période de réparation.

Dans les luxations compliquées du pied, bien qu'il soit d'un grand intérêt de mobiliser le plus tôt possible l'articulation tibio-tarsienne, on est empêché par la solution de continuité des téguments. La cicatrisation complète de la plaie est nécessaire au commencement du traitement. On perd ainsi un temps précieux, qui généralement atteint ou dépasse même une vingtaine de jours. Ce n'est que lorsque tout danger de rouvrir la plaie aura disparu, que l'on pourra se risquer à communiquer à l'articulation quelques légers mouvements. Il importe ici de procéder, au moins au début, avec une extrême douceur. On imprimera au pied des mouvements de flexion et d'extension très limités, et dans des séances très courtes, quelques minutes à peine pendant les premiers jours.

On ne se contentera pas de cela et on fera du massage, suivant les règles exposées par M. Championnière dans son « Traitement des fractures par le massage et la mobilisation ». Le membre sera solidement fixé, et la région malade complètement immobilisée. Le chirurgien, dont les mains seront enduites d'huile ou de tout autre corps gras, pratiquera alors « une suite de pressions, de frottements répétés, suivant autant que possible la direction des fibres musculaires et dans le sens du cours du sang veineux ». Cette dernière recommandation serait surtout importante et les pressions faites dans cette direction seraient les seules vraiment efficaces.

On augmentera progressivement la durée des séances, et dès que toute douleur aura disparu, les manœuvres pourront sans inconvénient être plus profondes. M. Championnière recommande de placer l'articulation luxée dans la main de l'opérateur. C'est, dit-il, un excellent moyen de mesurer très sûrement les mouvements possibles.

Quelle sera la durée du massage ? Il est impossible de l'évaluer d'une façon précise. On ne doit tenir compte que du fonctionnement du membre pour le continuer ou l'abandonner. En tout cas, ici surtout, l'excès de précautions ne peut nuire, et il sera bon de le continuer, même lorsque tout semblera terminé et que le blessé aura recouvré à peu près l'intégrité de ses mouvements ; à plus forte raison devrait-on masser, s'il restait quelque gène dans la marche ou quelques douleurs au voisinage de l'articulation.

Le massage est donc indiqué dans les luxations compliquées du pied, dès qu'il est possible. On en retire de grands avantages, dont les principaux sont : une diminution sensible des phénomènes douloureux, une augmentation de la tonicité musculaire affaiblie et la conservation, aussi complète qu'il se peut, de l'intégrité fonctionnelle du membre.

Dans les cas rebelles, on pourra y ajouter les douches froides et l'électrisation qui ont souvent rendu les plus grands services.

Quelques cas de luxations compliquées du pied.

I. — Dans une thèse de Paris de 1837, on trouve un cas de luxation tibiale en dehors du pied droit, avec déchirure de la malléole externe, pas de fracture des malléoles. Débridement de la plaie et réduction. Issue consécutive de nombreuses esquilles appartenant à l'astragale. Guérison complète en 7 mois après divers accidents inflammatoires (Patry. Des luxations complètes du pied en dedans et en dehors compliquées de plaies, page 12).

II. — Gerdy, dans sa thèse de concours (des résections articulaires, 1839, page 126), rapporte également un cas de luxation du pied avec petite plaie et issue de la malléole, sans fractures du péroné ni du tibia. Traitement par l'irrigation continue et guérison.

III. — En 1855, Schinzinger publie une observation de luxation en dedans avec issue du péroné à travers les téguments, sans fracture des malléoles. Il fit la résection du péroné et sa malade, une femme de vingt-cinq ans, put, au bout de six mois, marcher assez facilement (Schinzinger, *loc. cit.*).

IV. — Dupuy, dans sa thèse, en 1850, cite un cas de désarticulation presque complète du pied chez un pompier surpris par l'éboulement d'un mur. Le pied fut violemment tordu et ne tenait plus à la jambe que par quelques lambeaux de chair. L'amputation sus-malléolaire fut faite avec succès.

V. — Hancock rapporte également chez un homme d'âge moyen une luxation du pied avec plaie intéressant les téguments de la région antérieure et de tout le côté externe du cou-de-pied ; les os de la jambe, disjoints, sortaient, le tibia en avant, le péroné en dehors. Il n'y avait pas eu fracture du péroné ni du tibia, l'amputation fut pratiquée et le malade mourut (Hancock, *loc. cit.*, page 333).

VI. — Poinsot cite le cas d'un jeune homme de 19 ans qui, « étant assis sur une énorme balle de laine, assez haute pour que ses pieds ne touchassent pas le sol, lorsqu'une autre balle, que soulevait la grue, se dégagea brusquement de ses chaînes, et en tombant lui heurta avec une grande violence la face dorsale du pied gauche. Celui-ci, saisi entre les deux ballots et incapable de résister au choc, se renversa brusquement en dedans, en même temps que les téguments de la face externe se déchiraient sur une assez grande étendue.

« Le pied est très dévié, la face plantaire regarde directement en dedans : le bord externe appuierait sur le sol, le bord interne regarde en haut. La malléole interne a quitté sa place : à son niveau, les parties molles ont subi une dépression formant angle rentrant et rappelant le coup de hache de Dupuytren. Au côté externe du cou-de-pied, il existe, un peu au-dessus de l'interligne articulaire, une plaie transversalement 7 centimètres ; cette plaie, à bords irréguliers et contus, donne issue à la mortaise tibio-tarsienne. »

Il n'y avait pas de fracture des malléoles. La résection totale fut opérée à cause des difficultés à prévoir pour la réduction. Les suites furent très satisfaisantes et le blessé put marcher assez facilement à l'aide d'une chaussure à talon haut, munie de deux tuteurs métalliques remontant le long de la jambe.

VII. — En 1869, M. le Pr Tillaux fait, à l'hôpital Saint-Antoine, une résection tibio-péronière, suivie de succès, la marche était possible six mois après. (Etcheverrio, tableaux statistiques, *thèse,* Paris 1874).

VIII. — En 1878, le Dr Tuchard observe chez un artilleur une luxation du pied en dedans, les deux malléoles avaient passé à travers les téguments de la face externe de la jambe. Le 20 septembre suivant, c'est-à-dire presque un mois après, en pleine période inflammatoire, il est obligé de pratiquer la résection bi-malléolaire. Le 25 septembre au soir, son opéré était mort par septicémie (*Bulletin et mémoires de la Société de chirurgie,* 1893, page 534).

IX. — Nous savons que récemment, en 1894, un cas de luxation compliquée du pied a été observé dans le service de M. le Pr Berger. C'est en vain que nous avons interrogé les publications de la *Société de chirurgie* depuis cette époque, nous n'en avons trouvé aucune relation.

CONCLUSIONS

1° Les luxations du pied avec complication de plaie sont rares ;

2° Cette complication, autrefois redoutable — avant l'antisepsie — est aujourd'hui beaucoup moins grave et peut souvent n'avoir aucune conséquence sérieuse, si l'on évite l'infection.

3° Cette infection est subordonnée au premier pansement, qui devra être minutieux.

4° Toutes les fois qu'une contre-indication sérieuse ne s'y opposera pas, on tentera la conservation qui est la méthode de choix.

BIBLIOGRAPHIE

HIPPOCRATE. — Œuvres complètes, trad. de Littré, t. IV, p. 269.

CELSE. — Ouvrages sur la médecine, trad. de Nimmin. Paris, 1753, t. II, livre VIII, livre VII, chap. XXXII.

FABRICE DE HILDEN. — Opera, 1682, cent. II, Observ. LXVII.

GUY DE CHAULIAC. — Grande chirurgie, trad. Mingesousaulse. Bordeaux, 1672, traité VI, p. 621.

MALGAIGNE. — Traité des fractures et des luxations, t. II.

SAVIARD. — Nouveau recueil d'observations chirurgicales. Paris, 1702, p. 198.

LAMOTTE. — Traité complet de chirurgie, revu par Sabatier. Paris, 1771, t. II, p. 632.

J.-P. PETIT. — Traité des maladies chirurgicales. Paais, 1790, t. III, p. 117.

HUNTER. — Œuvres complètes, trad. Richelot, t. I, p. 567.

PELLETAN. — Cliniques chirurgicales. Paris, 1810, t. III, p. 208.

SCULTET. — Armament. chirurgium. Pars II, p. 169.

HAMILTON. — Traité des fract. et lux., p. 1198 et 1202.

BOYER. — Traité des maladies chirurgicales. Paris, 1822, t. IV, p. 383.

SASTLEY COOPER. — Œuvres complètes, 1832, p. 261.

LARREY. — *Thèse,* Paris, n° 172 ; *Clinique chirurgicale,* t. III, p. 287.

DUPUYTREN. — Leçons orales, t. II, p. 319.

DESAULT. — Œuvres chirurgicales, t. I, p. 325.

Mémoires de la Société de chirurgie, 1853, t. III, p. 566.

Bulletin Société impériale chirurgie. Séance du 24 mai 1860.

Morel Lavallée. — *Thèse de concours,* 1851.

Gazette des hôpitaux, 1860, p. 136.

Thèse, Montpellier, 1842, n° 61.

Gazette hebdomadaire, 1858.

Bulletin de la Société de médecine de Paris, 7e fascicule, 1811.

Recueil périodique de la Société de médecine, juillet 1812.

Lenoir. — Quels sont les cas et quels sont les lieux où il convient d'amputer la jambe. *Thèse de concours,* 1835, p. 39.

Progres médical, 1879, p. 671.

Schinzinger. — Die complicirten luxationen, 1868.

Sédillot. — *Comptes rendus à l'académie des sciences,* 1858-1867.

Etcheverria. — *Thèse,* Paris, 1874.

Poinsot. — De la conservation dans les fractures compliquées, 1874.

— De l'intervention chirurgicale dans les luxations compliquées du cou-de-pied, 1877.

Bulletin général de thérapeutique, 1871.

Thomas. — *Revue de chirurgie,* 1887, p. 821.

Dechambre. — *Dictionnaire encyclopédique.*

Delorme. — Art. Pied. *Dict. de méd. et chir. pratiques.*

Chauvel. — Art. Pied. *Dict. encyclopédique des Sciences médicales.*

J. Crocq. — Traitement des fractures des membres. Bruxelles, 1851, p. 409.

Bulletin acad. roy. de Belgique, 1864, t. VII, p. 757.

Thérapeutique contemporaine. Paris, 1887, p. 34-38.

Gazette hebd. de Société de médecine de Montpellier, 1889, XI, 529-532.

Société de chirurgie de Paris, 1886, p. 759-761.

Revue d'orthopédie, Paris, 1890, t. I, 296-401 ; 1892, t. III, 168-171. *Écho medical de Toulouse,* 1892, t. VI, 65.

Lucas-Championnière. — Traitement des fractures par le massage et la mobilisation.

CHARTRES. — IMPRIMERIE DURAND, RUE FULBERT.

www.ingramcontent.com/pod-product-compliance
Ingram Content Group UK Ltd.
Pitfield, Milton Keynes, MK11 3LW, UK
UKHW020315220726
13923UKWH00003B/1161

9 782019 651596